牙齿的那些烦心事?? 百问百答

张珊珊 著

U0210350

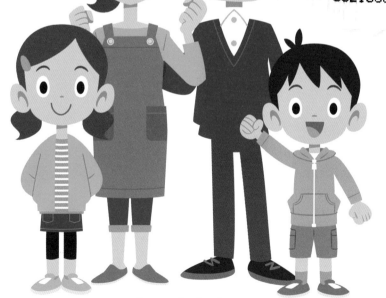

人民卫生出版社
·北京·

图书在版编目（CIP）数据

牙齿的那些烦心事百问百答 / 张珊珊著. —北京：
人民卫生出版社，2024.4
ISBN 978-7-117-36315-0

Ⅰ.①牙… Ⅱ.①张… Ⅲ.①牙—保健—少儿读物
Ⅳ.①R78-49

中国国家版本馆 CIP 数据核字（2024）第 096325 号

人卫智网	www.ipmph.com	医学教育、学术、考试、健康，购书智慧智能综合服务平台
人卫官网	www.pmph.com	人卫官方资讯发布平台

牙齿的那些烦心事 百问百答
Yachi de Naxie Fanxinshi Bai Wen Bai Da

著： 张珊珊
出版发行： 人民卫生出版社（中继线 010-59780011）
地　　址： 北京市朝阳区潘家园南里 19 号
邮　　编： 100021
E - mail： pmph @ pmph.com
购书热线： 010-59787592　010-59787584　010-65264830
印　　刷： 北京盛通印刷股份有限公司
经　　销： 新华书店
开　　本： 710×1000　1/16　印张：7
字　　数： 87 千字
版　　次： 2024 年 4 月第 1 版
印　　次： 2024 年 6 月第 1 次印刷
标准书号： ISBN 978-7-117-36315-0
定　　价： 71.00 元

打击盗版举报电话：010-59787491　E-mail：WQ @ pmph.com
质量问题联系电话：010-59787234　E-mail：zhiliang @ pmph.com
数字融合服务电话：4001118166　E-mail：zengzhi @ pmph.com

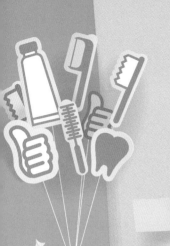

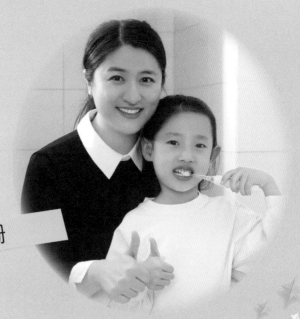

张珊珊

作者简介

北京大学口腔医学博士，英国爱丁堡大学公共卫生学博士，北京大学口腔医学院、国家口腔医学中心预防保健科副主任医师。热爱口腔科普事业，担任中国牙病防治基金会口腔健康推广金牌大使，受聘北京预防医学会第四届口腔专委会常务委员和学术秘书、北京口腔医学会口腔预防保健专业委员会常务委员、北京健康教育协会第四届口腔健康教育专委会委员、中国医学装备协会第三届口腔装备与技术委员会委员、北京市科协首都科普星辰行动一期班学员等职务。长期专注于口腔公共卫生领域相关研究，作为课题负责人或参与人参加世界卫生组织、欧盟"地平线2020"计划、国家自然科学基金、北京市首都发展科研专项基金，中国科协、中华口腔医学会、中国牙病防治基金会、北京大学交叉培育基金等多项国际、国内科研课题，发表中英文高质量论文 30 余篇，参编多部口腔专业书籍和科普书籍。获得北京大学口腔医院青年教师讲课比赛一等奖。参编《牙好生活更美好》《乳小牙保护记》等口腔科普图书。

特别鸣谢

　　为了帮助孩子们理解书里抽象的知识,增加科普趣味性,北京化工大学冯欣教授动画制作团队为本书制作了科普动画。

——张珊珊

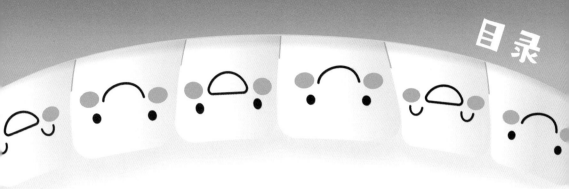

目 录

第一章
成长的烦恼

1　我们的牙齿是什么样的？ ／2

2　儿童为什么会换牙？ ／4

3　乳牙和恒牙有什么不同？ ／5

4　除了牙齿，口腔中还有哪些重要的器官？ ／6

5　牙齿能尝到味道吗？ ／7

6　为什么会牙疼？ ／8

第二章
换牙的烦恼

7　什么时候开始换牙？4 岁多就开始换牙早不早？ ／10

8　6 岁还没换牙是缺钙吗？ ／10

9　儿童的牙齿几岁能全部换完？ ／11

10　乳牙掉了，恒牙迟迟不萌出怎么办？ ／11

11　一边牙换完了，另一边牙迟迟不换怎么办？ ／12

12　7 岁多了，上前门牙还不长出来，需要手术切除
　　牙龈吗？ ／13

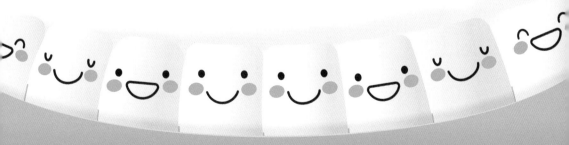

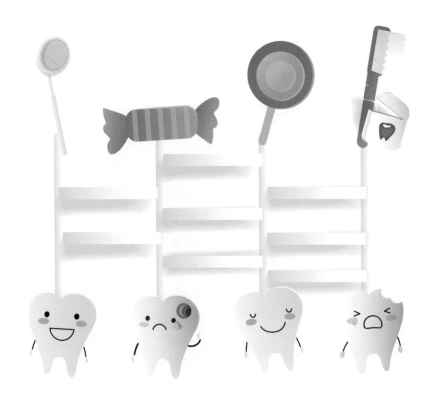

第三章
双排牙的烦恼

13　什么是"双排牙"？为什么会出现双排牙？　/ 15

14　出现双排牙应该怎么办？　/ 16

15　双排牙中的乳牙需要拔掉吗？什么时候拔？
　　怎么拔？　/ 17

16　乳牙拔除后新长出来的恒牙歪歪扭扭，
　　很拥挤，怎么办？　/ 18

17　滞留的乳牙不掉会有什么危害？　/ 19

第四章
拔牙的烦恼

18　拍片发现了多生牙，一定要拔除吗？　/ 21

19　乳牙松了就要去拔掉吗？刚拔完乳牙后要注意什么？　/ 22

20　吃什么样的食物能有助于长牙，减少拔牙？　/ 23

21　儿童牙齿发炎需要拔除，这牙还能再长出来吗？　/ 24

22　拔掉的乳牙为什么要做间隙保持器？有必要吗？　/ 24

第五章
新牙的烦恼

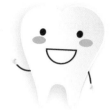

23　新换出的牙为什么那么大？　/ 26

24　新换出的牙为什么是锯齿状的？　/ 27

25　新换出的牙为什么那么黄？　/ 28

26　新换出的牙向外撇，歪歪扭扭的可以
　　自己处理吗？怎么办？　/ 29

27　新换出的牙为什么有白色和黄色的斑
　　块，甚至缺损了一块？　/ 30

第六章
矫正牙齿的烦恼

28　新换出的牙不齐需要去矫正吗？　/ 32

29　"地包天"要早点儿矫正吗？什么时间合适？　/ 33

30　唇舌系带短，需要手术吗？　/ 34

31　儿童什么时候做矫正最合适？　/ 35

32　儿童总咬下唇有什么危害？　/ 36

33　儿童有张口呼吸怎么办？　/ 37

34　儿童有吐舌习惯怎么办？　/ 38

35　儿童有咬笔头的习惯有什么危害？　/ 38

36　儿童夜间磨牙是肚子里有虫吗？磨牙怎么办？　/ 39

37　儿童说话漏风、发音不准怎么办？　/ 40

38　"地包天"或者下巴特别短，医生建议做正颌手
　　术，什么是正颌手术？儿童能做吗？　/ 41

39　儿童矫正牙齿会疼吗？一般需要多久？　/ 42

40　为什么做矫正前要先洗牙和补牙？　/ 43

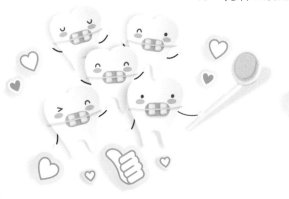

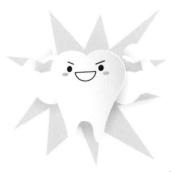

第七章 刷牙的烦恼

41 为什么要刷牙? 只刷牙就够了吗? / 45

42 儿童几岁可以自己刷牙? 在换牙期家长还要给孩子刷牙吗? / 46

43 儿童怎么选择牙刷? 换牙期可以用电动牙刷吗? / 47

44 儿童可以选择含氟牙膏吗? / 48

45 换牙期的儿童可以用牙线吗? / 49

46 换牙期使用牙线好还是冲牙器好? / 49

47 儿童需要用漱口水吗? 选什么样的漱口水比较好? / 50

48 儿童可以吃口香糖吗? / 51

49 儿童也会有牙石吗? 需要洗牙吗? / 52

第八章 预防保健的烦恼（窝沟封闭篇）

50 什么是六龄齿? / 54

51 什么是窝沟封闭? 为什么要做窝沟封闭? / 55

52 什么时间可以做窝沟封闭? / 56

53 每个小学生都需要做窝沟封闭吗? / 56

54 牙齿被蛀了还能做窝沟封闭吗? / 57

55 只要做了窝沟封闭就不得蛀牙了吗? / 57

56 做完窝沟封闭要注意什么? / 58

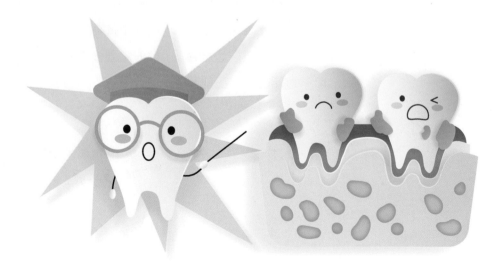

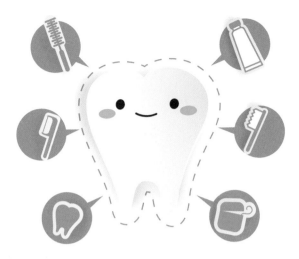

第九章
预防保健的烦恼
（涂氟篇）

57　儿童做了窝沟封闭还用涂氟吗？ / 60

58　换牙了还需要涂氟吗？ / 60

59　涂氟后要注意什么？ / 61

60　涂过氟还要用含氟牙膏吗？ / 62

61　可以自己在家涂氟吗？ / 63

62　定期涂氟会摄入超标吗？涂氟安全吗？ / 63

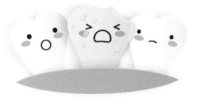

第十章
蛀牙的烦恼

63　儿童为什么会得蛀牙？ / 65

64　儿童的乳牙要换，那乳牙龋坏还需要补吗？ / 66

65　吃哪些食物能对牙齿有好处，减少蛀牙的发生？ / 67

66　儿童的牙齿有点儿黑，是蛀牙吗？ / 68

67　大牙长出来了，发现有蛀牙就要去补吗？ / 69

68　补牙是怎样的？会疼吗？ / 70

69　儿童牙疼要做根管治疗，会疼吗？乳牙根管治疗会影响
　　恒牙萌出吗？ / 71

70　医生建议给儿童牙齿做牙冠，乳牙用做牙冠吗？ / 72

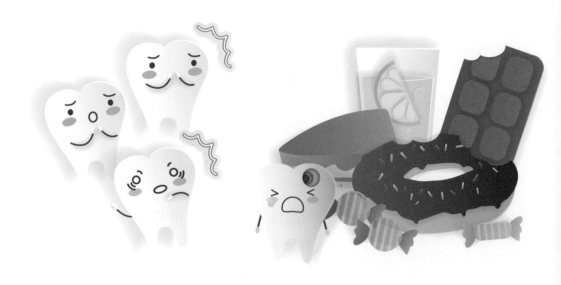

**第十一章
牙龈的烦恼**

71　为什么刷牙时会有牙龈出血?　/ 74

72　换牙时偶尔特别疼怎么办?　/ 75

73　儿童长牙时牙龈红肿怎么办?　/ 76

74　儿童换牙期间要注意什么?　/ 77

75　儿童吃饭老塞牙,可以剔牙吗?　/ 78

76　儿童有口臭是什么原因? 怎么办?　/ 79

77　吸烟和喝酒对口腔有什么危害?　/ 80

**第十二章
口腔黏膜的烦恼**

78　儿童的嘴唇干裂脱皮怎么办?　/ 82

79　我们的舌头有什么功能?　/ 83

80　为什么小学生嘴里起口腔溃疡或小泡,
学校要求一定要去医院检查?　/ 84

81　儿童得了疱疹性咽峡炎怎么办?　/ 85

82　儿童舌苔厚是上火吗? 怎么办?　/ 85

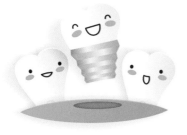

第十三章 牙外伤的烦恼

83 儿童门牙磕掉后如何急救? / 87

84 外伤脱落的牙齿要怎么保存? / 88

85 受过外伤的牙一定要根管治疗吗? / 88

86 受过外伤松动的牙一定要拔除吗? / 89

87 儿童打闹,唇系带撕裂了需要缝针吗? / 90

88 儿童爱打球,需要做运动牙托吗? / 90

第十四章 看牙的烦恼

89 为什么需要定期口腔检查? 要找谁检查? 多久检查一次比较好? 都要检查什么? / 92

90 治疗过的牙齿为什么要定期检查? / 92

91 口腔治疗会疼吗? 打麻药安全吗? / 93

92 看牙为什么要先拍片子? 儿童拍 X 线片安全吗? 儿童可以拍口腔 CBCT 吗? / 94

93 家长陪同儿童口腔检查和治疗都需要做什么准备? 治疗时需要注意什么? / 95

94 杀神经是什么意思? 需要治疗几次? / 96

95 牙神经能再生吗? / 97

96 儿童缺少牙齿可以种牙吗? / 97

97 儿童可以做牙冠吗? / 98

98 拍片子发现有颌骨囊肿需要治疗吗? / 99

99 儿童耳朵前面的关节张口有弹响和疼痛怎么办? / 99

100 医生建议儿童全麻治疗,全麻治疗安全吗? / 100

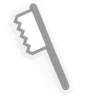

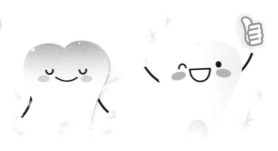

第一章
成长的烦恼

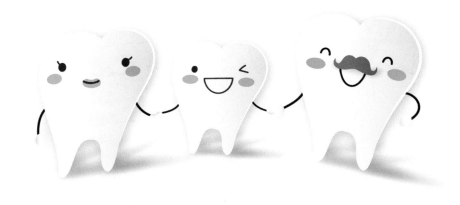

1 我们的牙齿是什么样的?

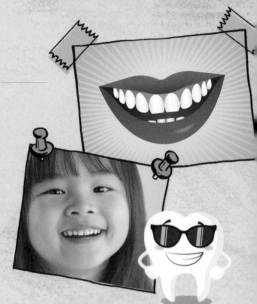

　　牙齿是人类口腔当中的重要器官，它可以用来吃饭，可以辅助我们发音、说话，还是保持面部美观的重要组成部分，帮助我们以美好的形象跟外界沟通和交流。

　　牙齿的形状有很多种，可以分为三类。一类叫切牙，也就是前门牙，呈扁平状，像刀一样可以把吃进嘴里的食物切割开。另一类叫尖牙，也叫虎牙，尖尖的，可以起到撕裂食物的作用。在吃肉的时候，就需要用尖的牙把肉撕开。还有一类是位置靠后的磨牙，类似正方体或长方体的形状，像一个小箱子，也像磨豆腐的磨盘。上下磨牙的相互接触可以把食物研磨得更精细，使其形成食团，方便我们吃下去。

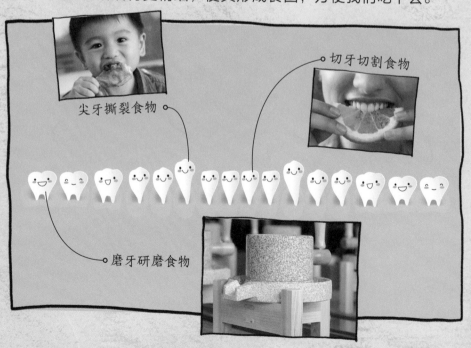

切牙切割食物

尖牙撕裂食物

磨牙研磨食物

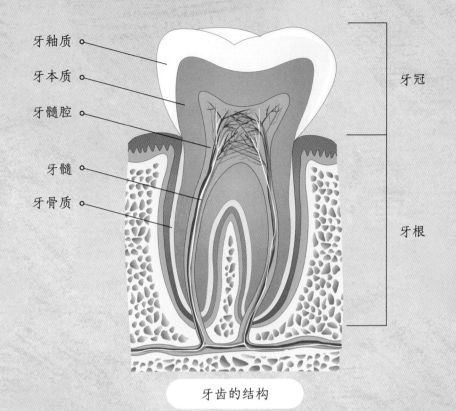

牙釉质

牙本质

牙髓腔

牙髓

牙骨质

牙冠

牙根

牙齿的结构

　　牙齿最外面的一层是牙釉质，也有人叫它"珐琅质"，就像瓷碗、瓷瓶最外面烧结的一层珐琅质一样。牙釉质是很坚硬的、有点儿半透明的结构，它可以透出牙齿里面的颜色。

　　牙齿里面是一层黄色的牙本质。在牙釉质和牙本质的里面还有牙神经、血管等组织。牙神经里有能让我们感受冷热、疼痛的神经组织，还有为牙齿提供营养的血管组织。

　　那么牙冠的下面呢，还有什么？

　　牙冠的下面是牙根，牙根外面的一层叫牙骨质。牙骨质是跟牙本质一样比较硬的一层结构，在牙根处连接着牙齿和骨头。所以，牙齿从表面看虽然是单一的白色，但是内部其实是有很多层的，它们共同组成了我们的牙齿。

2 儿童为什么会换牙?

　　跟大多数哺乳动物一样，人的一生有两副牙齿。婴儿用乳牙开始食物探索之旅。乳牙比成人的牙要小、要脆弱，但足以应付成长初期的饮食。随着我们长大，嘴巴及下巴也相应地长大，我们要尝试更多种类的食物，乳牙就显得不那么合适了——它们不够强壮，也无法有效支撑更复杂的咬合和磨碎食物的需求。因此，就像是交接班，乳牙退出，为一排更坚韧、尺寸更适宜的成年牙齿——恒牙让路。恒牙会伴随我们一生，帮助我们好好吃饭，摄取更多的营养。

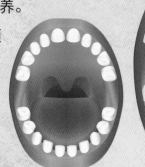
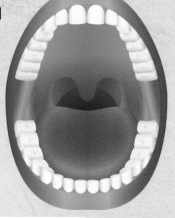

　　换牙可能会略带烦恼，但它提醒我们，无论是人类还是其他动物，成长的路上总会有挑战，而成长是值得庆祝的，因为那标志着新的开始。

乳牙和恒牙数量对比

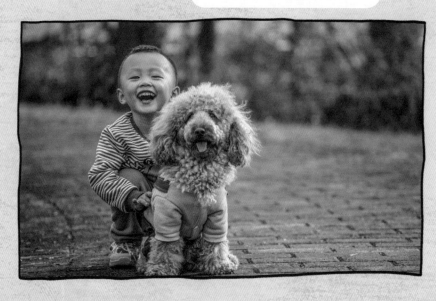

乳牙和恒牙有什么不同?

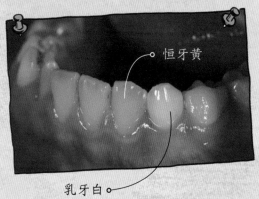

恒牙黄

乳牙白

乳牙和恒牙在萌出时间、大小、数量、颜色、形状上都有不同。乳牙是儿童时期常用的牙齿，萌出时间在 6 个月至 2 岁半左右，而恒牙是我们逐渐长成大人时，换出来的新牙齿，它的萌出时间从 6 岁左右开始，到 12 岁左右，按照顺序逐渐把乳牙都替换完。从外形和大小来看，乳牙矮胖，小小的非常可爱，而恒牙看起来比乳牙要大很多，刚长出来的恒牙尤其显大一些，也显得更瘦长。从颜色来看，乳牙的颜色偏白，恒牙的颜色偏黄一些。乳牙和恒牙的数量也不同。乳牙共有 20 颗，上面 10 颗，下面 10 颗，而恒牙有 28 颗，有些人到 20 岁以后还可能会长出 4 颗第三磨牙，那就共有 32 颗恒牙了。

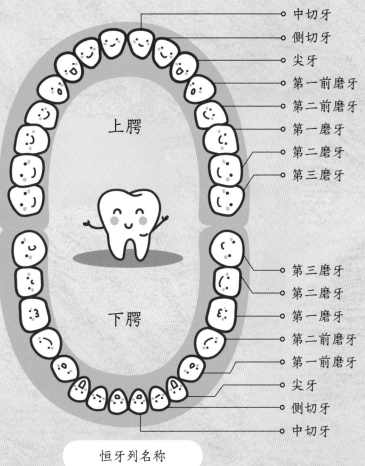

中切牙
侧切牙
尖牙
第一前磨牙
第二前磨牙
第一磨牙
第二磨牙
第三磨牙

上腭

第三磨牙
第二磨牙
第一磨牙
第二前磨牙
第一前磨牙
尖牙
侧切牙
中切牙

下腭

恒牙列名称

4 除了牙齿，口腔中还有哪些重要的器官？

除了牙齿，口腔中还有很多器官和组织，比如牙龈、牙槽骨、舌头，还有口腔黏膜等。嘴唇也是口腔的一部分。

牙齿周围由粉红色的牙龈包裹着，这些组织叫牙周组织。牙周组织可以让牙齿稳固，为牙齿提供营养成分，还可以感知牙齿之间碰撞的力量和轻微移动的动作。如果不及时刷牙，口腔内的牙菌斑等脏东西会让牙龈发炎，刷牙或者吃东西的时候就会出血，提示我们要好好地保护牙龈和牙齿。

除了一眼就能看见的牙冠，牙齿还有"看不见"的一部分长在牙槽骨里。牙槽骨像大地一样支撑着一棵棵"牙齿树木"，孕育着很多牙齿"种子"。在换牙时，恒牙的牙胚就在牙槽骨中慢慢生长，长成越来越大的恒牙。牙槽骨也像手臂骨和大腿骨一样，会慢慢长高、变长、长粗，上下左右和向前全方位慢慢生长。如果牙齿这时出现了炎症没有及时处理，牙槽骨也可能被感染、吸收、消失，引发炎症，像水土流失那样失去部分"土壤"。如果牙槽骨里多了一个恒牙的"种子"牙胚，就可能在颌骨里出现多生牙或含牙囊肿，把正常的牙齿挤歪或者挡住。如果再有一些不好的习惯，比如吮指等，就会在口腔周围肌肉的作用下牵拉和压住上下颌的骨头，让牙齿不能向正常的方向生长。

嘴巴里还有舌头和口腔四周的黏膜。舌头能辅助我们发出不同的声音，比如在说不同的语言时，需要舌头在不同的位置或做不同的动作来发出特别的声音。舌头还可以尝到丰富的味道，让我们品尝美食，感知冷热，享受不同温度的食物和饮料。口腔四周的黏膜是保护口腔组织的屏障。黏膜下有很多腺体分泌唾液，润滑口腔，帮助清洁和消化进入口腔的食物，把食物变成食团，进入消化道里为身体提供营养。

在口腔皮肤和黏膜下面、骨骼的外面，还有口腔周围的肌肉，帮助我们做各种面部表情，完成发音说话等行为，是传递思想和表达情绪的重要帮手。

牙齿能尝到味道吗?

我们在吃东西的时候，会尝到各种味道，那么牙齿能尝到味道吗?答案：不能。能够让我们尝到味道的是舌头。舌头是跟牙齿不一样的软组织，舌头表面的黏膜上有很多味蕾，是口腔当中重要的味觉感受器。味道有酸、甜、苦、咸、鲜五种"原味"，舌头可以通过味蕾感受食物不同的味道，然后通过神经传递到大脑，告诉大脑，今天吃了什么味道的东西。一般来说，舌尖、舌两侧和舌根分布着更多的味蕾，不同位置也可能对不同的味道更加敏感，比如舌尖更容易感受到甜，舌两侧更容易感受到酸，而舌根则对苦味更敏感。舌头比较软，尽量不要用牙齿咬到舌头。舌头上面也会堆积菌斑、食物残渣等，俗称舌苔，所以在清洁牙齿的同时也要清洁舌苔。

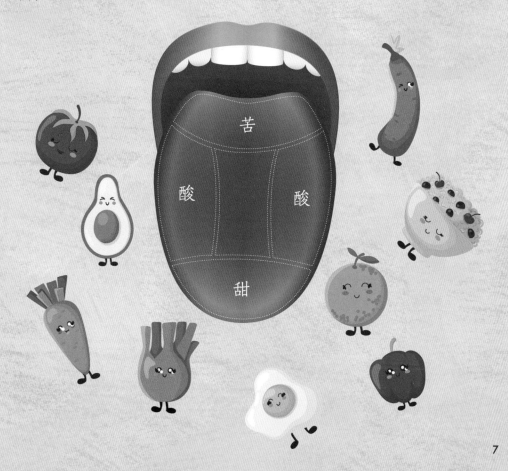

6 为什么会牙疼?

　　牙疼主要有牙齿疼、牙龈疼等几个方面的原因。首先，最常见的原因是发生了蛀牙，还有可能是蛀牙的细菌把牙齿原本坚硬的外壳破坏了，让牙神经容易受到外界的冷热刺激，引起敏感疼痛。如果感染了里面的牙神经，牙髓为了抵抗外界的病菌，会释放很多炎症细胞和液体。炎症液体释放得越多，就越会在坚硬的牙齿里挤压牙神经，引起牙疼的现象。这是非常流行的一种压力学说。这种疼被称为牙髓炎。牙髓炎一般会在吃冷或吃热时疼痛，也可能在夜间突然疼痛，还有可能是炎症已经突破到了牙的外面，到了包绕着牙齿的牙槽骨里，那样会在根尖周围发生感染，形成根尖周炎。这个时候我们会觉得一咬东西就疼，或者是什么也没做，牙齿就疼痛、肿胀。以上是细菌破坏了健康的牙齿组织导致的疼痛。

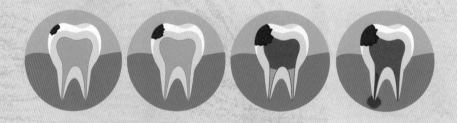

　　还有一种疼痛是因为牙齿周围包绕的牙龈发生了炎症和感染。这种炎症的原因是食物的堆积和嵌塞，卡在了牙缝中间，堵塞了两颗牙之间的牙龈，引发红肿疼痛，这种情况叫做牙龈乳头炎。另一种是牙齿长时间没有刷干净，形成了一些牙菌斑，可能还会出血，刷的时候会觉得有点儿疼，这就是牙龈炎和牙周炎的表现。

　　牙外伤也会导致牙疼。如果牙齿受到了外部的撞击，或者是我们的咬合力量太大，牙齿受到碰撞或受力过大，都有可能导致牙齿受伤，也会有牙疼的表现。

第二章
换牙的烦恼

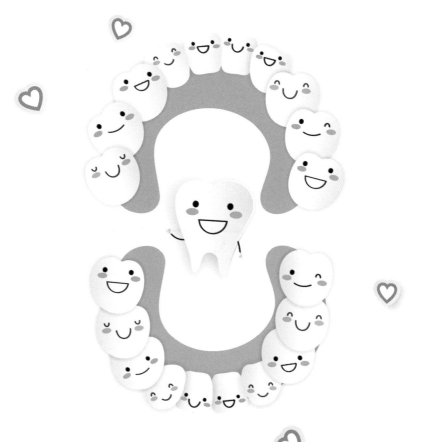

7 什么时候开始换牙？ 4 岁多就开始换牙早不早？

通常，儿童换牙的时间在 6 岁左右，如果乳牙萌出早，从 4 岁开始就有可能换牙，长牙比较晚的孩子可能到 7 岁才开始换第 1 颗牙。以上情况都是正常的。多数孩子在 6 岁左右，也就是从上小学一年级开始换第 1 颗牙齿。换牙的过程大致会持续整个小学时期，到十一二岁，逐渐把所有的 20 颗乳牙换掉，长出新的恒牙。

8 6 岁还没换牙是缺钙吗？

换牙跟缺钙没有特别直接的关系。个别孩子会在 7 岁左右才开始换下面的第 1 颗牙。一般来讲，在绝大多数健康人群中，大部分儿童并不缺钙，即使是有点儿缺乏钙，也不影响他们换牙的过程。少数有特殊疾病的患儿，缺钙可能会影响其全身生长发育，牙齿也随着生长发育速度的变化而晚些萌出或替换，但即使这样，通常不需要也不能够通过补钙来提前或者推后换牙时间。

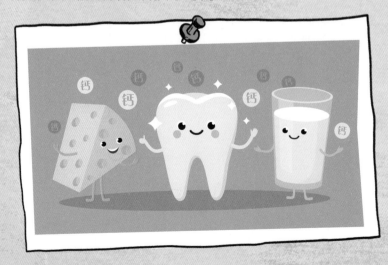

儿童的牙齿几岁能全部换完?

儿童的牙齿一般要到十一二岁才能换完。有些孩子换牙开始得早，比如 4 岁第 1 颗乳牙就开始脱落，那么在 9 岁或 10 岁的时候，可能全部乳牙都脱落完了。尤其是一些女孩，生长发育高峰来得早一些。但是这时，因为恒牙还没有完全长出来，或者是牙根还没有完全发育完成，不算是彻底换完牙。乳牙通常在 10~12 岁之间脱落完成，恒牙还要一段时间萌出到能够行使功能的咬合面，所以十一二岁才能彻底完成换牙。

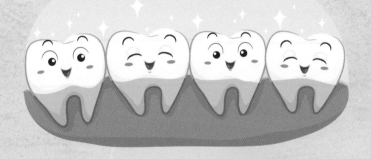

乳牙掉了, 恒牙迟迟不萌出怎么办?

首先，要看有没有恒牙萌出的空间。通常牙龈上面的乳牙掉了，下方的恒牙会在这个位置长出来，如果位置没有了或者不够大，下方的恒牙受到阻挡就会萌出困难。其次，要计算乳恒牙替换所间隔的时间。如果距离乳牙脱落在半年之内，或者恒牙已经开始有一点儿萌出的迹象，那么就可以先耐心等待。如果一颗乳牙掉落以后，牙龈愈合超过了半年，下方的恒牙还没有萌出，那就要去医院完成相关的 X 线片检查，诊断原因。若是牙龈过厚或恒牙发育位置异常，则要通过手术解除萌出阻碍，必要时还会结合口腔正畸治疗，帮助牙齿萌出。

11 一边牙换完了，另一边牙迟迟不换怎么办？

如果儿童左边的牙已经换完了，但右边的牙齿迟迟不换怎么办呢？通常也是以半年为限。首先要看一下，用相同位置的牙齿进行比较，比如左上第 1 颗牙如果已经换完了，那么可以给另外一边右上第 1 颗牙半年的时间。半年内牙齿可能在正常生长，不需要过度担心。超过半年，对侧同名的牙没有萌出的话，那就要去医院检查，看一看下方牙齿的情况。

如果是下边的牙齿换完了，上面的对称牙齿还没有换，这种情况不用太着急，可以参照牙齿萌出时间表，按照上下萌出的大致顺序来判断是否需要就医。

乳牙列名称及萌出、脱落时间	牙位	萌出时间	脱落时间
	上排		
	中切牙	7 ~ 12 个月	6 ~ 8 岁
	侧切牙	9 ~ 13 个月	7 ~ 8 岁
	尖牙	16 ~ 22 个月	10 ~ 12 岁
	第一磨牙	13 ~ 19 个月	9 ~ 11 岁
	第二磨牙	25 ~ 33 个月	10 ~ 12 岁
	下排		
	第二磨牙	20 ~ 31 个月	10 ~ 12 岁
	第一磨牙	12 ~ 18 个月	9 ~ 11 岁
	尖牙	16 ~ 23 个月	9 ~ 12 岁
	侧切牙	7 ~ 16 个月	7 ~ 8 岁
	中切牙	6 ~ 10 个月	6 ~ 8 岁

7 岁多了, 上前门牙还不长出来, 需要手术切除牙龈吗?

　　儿童上前门牙的换牙时间一般在 6~8 岁左右, 在这期间换出上前门牙都是正常的。但如果乳牙已经脱落超过半年, 恒牙还没有萌出的迹象, 就需要去医院拍 X 线片, 检查恒牙没有萌出的原因。是否有多生牙? 是否有发育异常? 还是有骨头的阻挡? 如果仅仅是因为牙龈比较厚, 挡住了下方的恒牙, 在下方恒牙牙根发育到一定程度时, 可以做助萌手术, 帮助恒牙萌出。是否需要手术, 要请专业医生来判断, 大部分情况下, 靠牙齿自己萌出的力量努力生长, 是可以成功的。

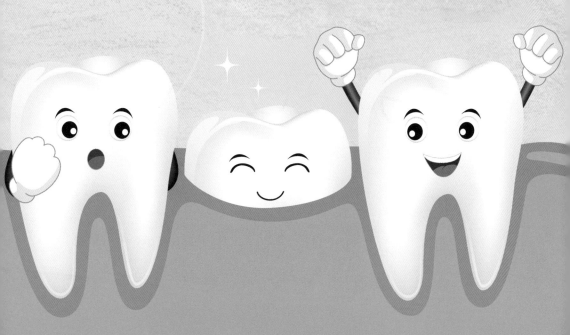

扫码观看科普动画，
开启健康口腔新旅程！

第三章

双排牙的烦恼

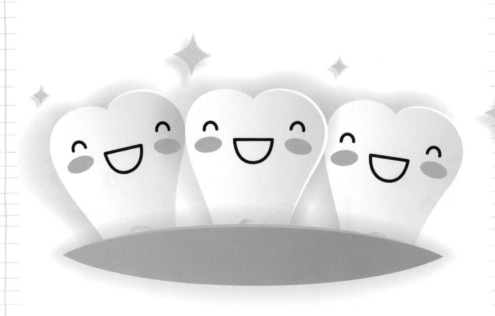

什么是"双排牙"？
为什么会出现双排牙？

从幼儿园大班开始到小学一二年级，孩子们经常会遇到这样的问题：牙齿里面又长出一排小牙齿来。出现这样的"双排牙"是为什么呢？

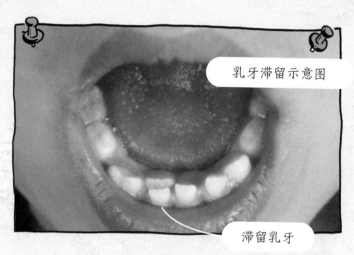

乳牙滞留示意图

滞留乳牙

双排牙是乳恒牙替换过程中，乳牙没来得及脱落，恒牙就已经萌出导致的，医学上的专业诊断叫"乳牙滞留"。最常发生的双排牙一般从下前牙开始，通常新萌出的恒牙长在小乳牙靠舌头的一侧。乳磨牙也会出现乳牙滞留形成双排牙，会比前牙的双排牙更难发现。

? 为什么会有乳牙滞留的现象呢？双排牙的病因普遍认为是由于现在儿童的饮食过于精细，比如较少吃坚果、吃苹果时削皮切小块等，让前牙切咬和后牙咀嚼食物的动作减少且力量减小，使得乳牙的牙根不能很好地被及时吸收，导致恒牙萌出时乳牙还不能自行脱落。

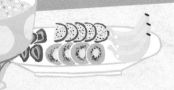

儿童常吃的精细食物

14 出现双排牙应该怎么办?

儿童有双排牙，通常有两种情况：一种是双排牙的牙齿还没有松动；另一种是有点儿松但还没有掉，每次一咬就有点儿疼，甚至不敢用这边咬东西。这两种情况怎么处理才好呢?

如果第一次发现有双排牙且双排牙的牙齿不松动，咬物也不疼，可以尝试多咬硬质食物或拔除。经常吃比较软、比较精细的食物，会让牙齿受到的咀嚼刺激较少，该换牙的时候乳牙的牙根就不能被正常吸收，也不松动。这种情

如果双排牙中的乳牙很松，咬东西牙疼怎么办？那最好选择尽快拔掉滞留的乳牙。如果乳牙已经很松了，难免会出现咬物疼痛，这样的情况下可能吃个硬东西，牙齿就自然脱落了。如果孩子不敢咬，或者牙一直很疼，可以去儿童口腔门诊拔掉。

乳牙滞留的发现也是儿童在这个年龄做一次口腔检查的好机会。这个阶段的很多生长发育问题都可以在这次就诊时咨询，因此，建议发现乳牙滞留就及时就医。

况下，建议给儿童吃硬的食物，观察一两周，试试看乳牙能否变松，自然脱落。比较硬的食物包括玉米、带皮的苹果、适量的坚果等，尽量用前牙切咬。如果一两周后还是没有变化，就要去儿童口腔门诊拔掉。

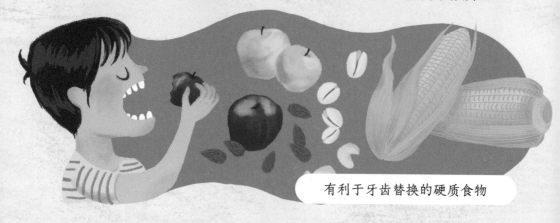

有利于牙齿替换的硬质食物

双排牙中的乳牙需要拔掉吗?
什么时候拔? 怎么拔?

　　如果儿童出现了双排牙的情况，即出现了乳牙滞留，那么可以考虑拔除乳牙，给下方的恒牙提供萌出位置。原则上讲，双排牙只要出现，就可以把乳牙拔掉了。因为在正常情况下，应该是恒牙从颌骨内向外萌出，压迫乳牙牙根吸收，使乳牙先脱落，再长出恒牙。尤其是上前牙的乳牙，如果上前牙的恒牙萌出、乳牙还没掉，建议尽快把滞留的乳牙拔除。

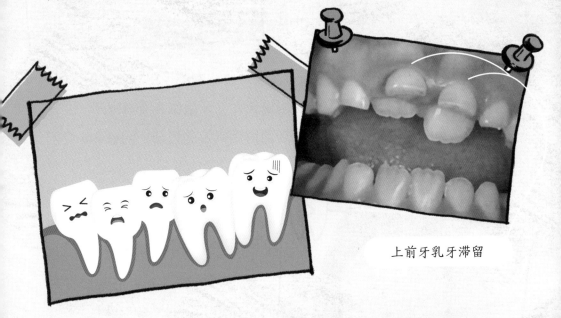

上前牙乳牙滞留

　　在拔牙时，医生会在牙龈上抹一些可以使牙龈表面麻醉的小药膏，打一针麻药，然后用专用拔牙器械拔除牙齿。拔牙要注意避免牙根折断或留在牙槽窝里，所以最好不要自己动手拔牙。乳牙拔除后，要咬棉卷压迫拔牙窝 5~10 分钟止血，之后可以吃一些冰凉的食物减少因拔牙出血带来的肿胀。等 2 个小时左右麻药退去后，就可以正常进食了，注意避免咬破嘴唇。

16 乳牙拔除后新长出来的恒牙歪歪扭扭，很拥挤，怎么办？

遇到这种情况要耐心地观察、等待。在换牙伊始，牙齿先于骨骼发育，口腔前部的牙齿先长出来，此时儿童的颌骨还是相对狭小的，在 7 岁以后上下颌骨才逐渐生长，像身高一样，迎来骨骼生长发育的一次高峰。打个比方，就像把花园里的小树换成大树了，但是原来的花园还

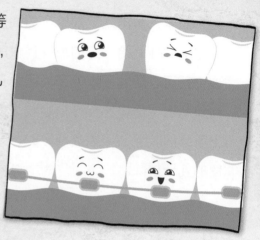

没有扩大，所以大树排在一起显得比较紧密。刚刚换出的单颗门牙歪，一般情况下不用矫正，随着骨骼慢慢长大，牙齿也会渐渐排开，变得更加整齐。有研究表明，因为乳牙滞留而错位的恒牙，约有 2/3 会回到正常的位置，有 1/3 会导致后续的错𬌗畸形的发生。

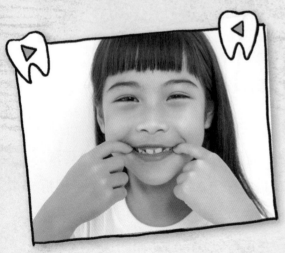

从开始换牙，一直到乳恒牙替换完成的这个阶段中，儿童的牙齿有可能是里出外进，歪歪扭扭的。有人形容换牙期是孩子的"丑小鸭阶段"，其实这个年龄段也是做矫正评估的黄金时期。如果有"地包天"、偏𬌗、小下颌或者口腔不良习惯导致的口腔颌面部发育异常

等，都可以在这一时期早发现、早治疗。建议在每年定期口腔检查的时候，请专业的口腔正畸医生评估有没有矫正的必要。

滞留的乳牙不掉会有什么危害?

双排牙如果不疼不痒，可不可以不管它呢？这就要看一下如果滞留的乳牙不处理、不拔掉会有什么危害。

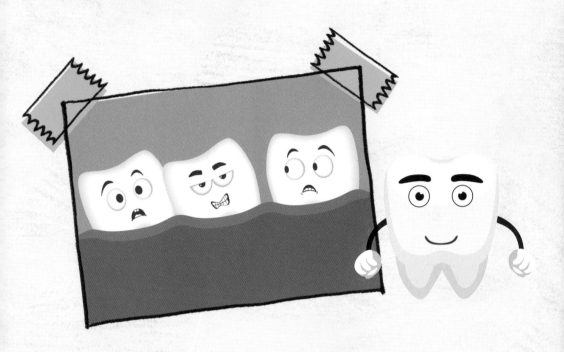

首先，双排牙不容易清洁到位，刷牙的时候会有遮挡，食物残渣也容易堆积形成牙菌斑和牙石，对新萌出的恒牙和牙龈都不好。其次，有研究表明，滞留的乳牙因为继续占据位置，通常会导致恒牙异位萌出，萌出时就不整齐，在牙齿的队伍里容易"出列"，使得牙齿歪歪扭扭，不容易长成整齐的一排，久而久之不能归位。另外，如果上前牙出现了双排牙还有可能导致"地包天"，也就是常说的反𬌗或者反咬合，这样会对上下颌骨的生长发育不利。

因此，如果发现了乳牙滞留，建议家长及时带孩子去医疗机构评估是否要尽快拔除。

第四章

拔牙的烦恼

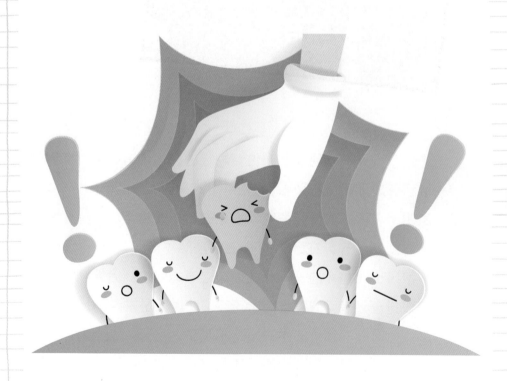

拍片发现了多生牙，一定要拔除吗？

现在，多生牙在儿童口腔门诊越来越常见。在牙医的临床工作中，如果发现儿童在换牙期牙齿发育的方向和萌出的顺序异常，那么，其中一个常见的原因

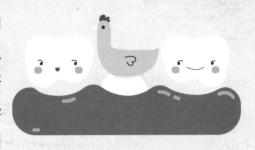

就是发现了有多生牙。多生牙通常在上颌的前部和下颌的前中部。有一些多生牙会影响正常牙齿萌出的位置和方向，如果发现这样的情况，建议要尽早拔除。

还有一些在检查当中偶尔发现的多生牙。如果大部分牙齿已经替换完成，排列也比较整齐，并不影响牙齿的排列和功能，这种多生牙可以继续观察，不影响口腔功能，不一定全部都拔除，可根据医生的诊断和建议来进行必要的治疗。

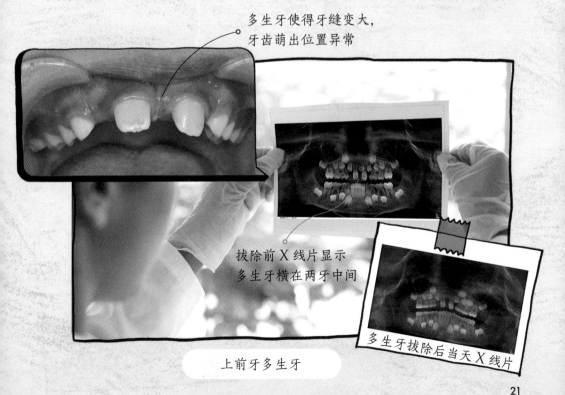

多生牙使得牙缝变大，牙齿萌出位置异常

拔除前 X 线片显示多生牙横在两牙中间

多生牙拔除后当天 X 线片

上前牙多生牙

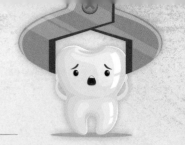

19 乳牙松了就要去拔掉吗?
刚拔完乳牙后要注意什么?

　　乳牙松动、脱落、替换是一个自然的过程。因为下方的恒牙要萌出，挤压乳牙的牙根，同时，进食咀嚼也是一种刺激乳牙的力量，乳牙牙根会被逐渐吸收，这个时候乳牙就会慢慢松动，直至自然脱落。并不是所有的乳牙刚刚松动就要拔掉，通常情况下乳牙是可以自然脱落的。

　　什么情况下可以考虑拔掉乳牙呢? 当乳牙还没有掉，但是下方的恒牙已经等不及了，在乳牙旁某些位置萌出来了，出现乳牙滞留，这时可以考虑把松动的乳牙提前拔掉，帮助恒牙尽快萌出。如果乳牙因虫牙或牙外伤等其他疾病提前松动，但是恒牙还没有萌出、发育还没有完成，这时如果过早拔除松动的乳牙，可能会导致那个位置后期恒牙萌出的间隙丧失，影响后续长牙。所以乳牙拔除的时间和拔除后的处理一定要请专业医生来判断。

? 刚拔完了乳牙后要注意什么?

　　首先，要注意压迫止血。如果拔牙后发现有出血，可以咬住大小合适的干净棉卷，几分钟即可止血。其次，如果打了麻药针，麻药消退需要一定的时间，注意不要咬嘴唇、咬脸颊，以免引起后续的肿胀。再次，拔牙后可以冰敷，有的医生可能会建议给孩子吃一个冰凉的东西，因为口腔当中的温度降低会使局部的血管收缩，减少一些出血和渗出，所以可以奖励孩子当天吃一个冰棒，或者局部冰敷，减少拔牙后的出血和肿胀。最后，拔牙后的 24 小时内先不要刷牙，建议吃一些温凉稀软的食物，避免刺激伤口，还要注意不要马上进行剧烈运动，以免引起拔牙创口的再次出血。

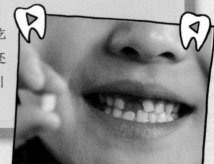

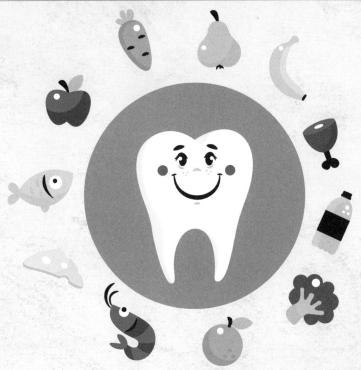

　　长牙和换牙都是自然成长的过程，在给予乳牙充分咀嚼刺激的情况下，乳牙的牙根会被逐渐吸收，恒牙也会尽力萌出，努力地往牙冠的方向生长。当乳牙牙根吸收完全，乳牙会自然脱落，所以给予牙齿充分的咀嚼刺激非常重要。这就需要儿童经常吃一些稍硬质的、有嚼劲的食物。在家长的看护下，可以给孩子吃一些玉米、带皮的苹果、富含纤维的蔬菜和牛肉等。这类食物都需要牙齿充分地切咬、咀嚼，能够帮助牙齿生长和替换，减少乳牙滞留和后续拔牙的可能。另外，儿童要少吃甜食和软食，比如糖果、饼干、蛋糕等，这些食物会残留在牙齿表面，不容易清洁掉，而且会增加得龋齿的风险。一旦出现龋坏较重、缺损较大、感染到牙槽骨的牙齿，就要尽早拔除。因此，建议多吃硬食、少吃甜食，帮助长牙，减少拔牙。

21 儿童牙齿发炎需要拔除，这牙还能再长出来吗?

如果处在乳牙和恒牙替换的时期，儿童的牙齿发炎了，需要拔除，那就要判断病牙是乳牙还是恒牙。有一些乳牙的炎症感染可能会很快感染乳牙牙根的下方，有可能会影响恒牙的发育，所以如果发生了乳牙的根尖炎症，而且是不能通过根管治疗的方式进行治疗保留的，医生会建议拔除。

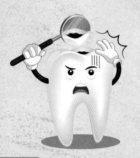

拔掉的乳牙就不能再长出来了，但是下方的恒牙如果没有缺失，还是可以长出来的。有时候可能需要做间隙保持器，维持住缺失乳牙的间隙，给下方恒牙保留长出来的空间，等待恒牙萌出。但如果是恒牙发炎且无法治疗需要拔掉的话，就不能再长出新的牙齿了。只能等孩子长大、骨骼稳定后选择牙冠、固定牙桥或种植牙等方式修复缺失的牙齿。

22 拔掉的乳牙为什么要做间隙保持器? 有必要吗?

有些儿童的乳磨牙拔掉了以后，医生会建议做间隙保持器，因为乳牙拔除后，周围的牙齿会向缺牙的空位置迁移，这样会把这个位置逐渐变小，下方的恒牙本来是需要一个比乳牙更大的位置来萌出的，如果因为乳牙过早拔除而导致失去了这个位置间隙，那么下方的恒牙有时就不能在正确的位置长出来，所以医生通常会建议在拔除乳磨牙的位置做间隙保持器，留住这个位置，让下方的恒牙能够有顺利萌出的空间。一般在乳磨牙的位置，医生会建议做间隙保持器，当恒牙快要长出来的时候就可以拆掉间隙保持器了。具体情况需要到医疗机构咨询，听取专业医生的建议。

第五章
新牙的烦恼

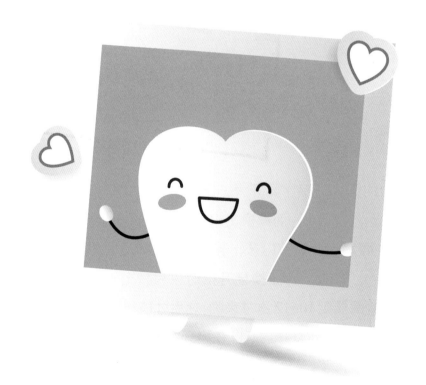

23　新换出的牙为什么那么大?

　　新换出来的恒牙尺寸比原来位置的乳牙大很多。新长出的下颌前牙大约是 6mm~7mm 宽，上颌前牙大约是 7mm~9mm 宽，而我们的小乳牙、乳切牙的宽度：下牙只有 4mm~5mm，上牙通常只有 5mm~7mm。通过数据对比能看出：牙齿在刚刚替换时，新长出来的恒牙前牙比原来位置的乳牙大，尤其是上前门牙甚至是下面小乳牙的约两倍宽，当然会显得比较突出。

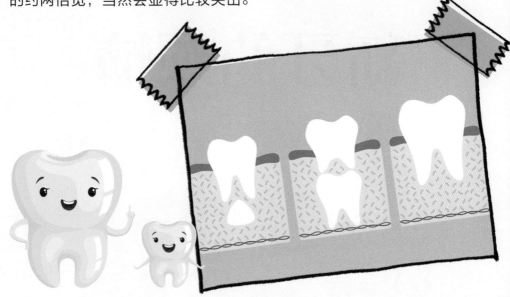

　　新长出的恒牙面积比乳牙大。比如通常最先替换的下前牙：乳牙大约是 4mm × 6mm，而替换出来的恒牙则有 6mm × 9mm。上前牙更是相差很大：上颌前门牙，乳牙大约是 7mm × 7mm，恒牙是 9mm × 11mm。此外，儿童换牙开始时只有六七岁，而颌面骨骼的生长发育高峰期要到 10~12 岁才来临，之后才能给恒牙提供广阔的"土地"，让牙齿正常排列整齐。所以在换牙初期，大恒牙长在孩子的小骨骼里就格外显大了。当后续其他恒牙逐渐替换完成，先换出的牙就不会显得那么大了。

新换出的牙为什么是锯齿状的?

这个问题显然是经过仔细观察后提出的。有很多家长和孩子担心，小乳牙平平的很整齐，为什么恒牙长出来的时候却像朵花一样，上面有三个锯齿？

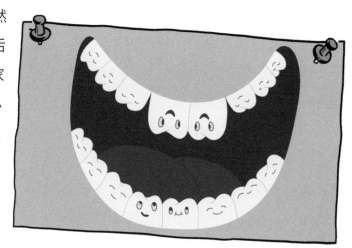

这要从牙齿是如何发育而来的说起。我们的前门牙——恒牙在形成和发育的过程中，是由三个发育叶融合而成的，因此刚长出时就像三个花瓣，成长在一起逐渐融合，变成了一颗片状的前牙。但牙齿的发育叶还保留着三个凸起，所以刚长出来的牙会呈锯齿状。

那么，为什么大人的牙没有锯齿？这是因为牙齿的这些凸起，在咀嚼的过程中，可能用几个月的时间就会被食物磨平，锯齿状逐渐消失，变成整齐的门牙。如

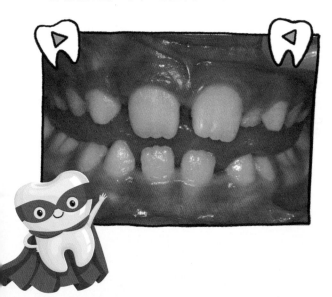

果持续地磨耗，牙齿还会变短呢。所以有些成年人的前牙是因为被磨平了，才不显得是锯齿状。而儿童新长出来的前牙是锯齿状的，是正常现象，慢慢地，这些牙也会被磨平，成为整齐的样子。

新换出的牙为什么那么黄？

牙齿颜色是由其本身的结构排列和外部的染色程度两方面决定的。新换出来的牙齿是恒牙，恒牙最外面一层的釉质排列是比较整齐的，因此，恒牙最外面薄薄的一层牙釉质会显得非常透明。牙釉质下面的牙本质是黄色的，这个黄色就会露出来，透过比较透明的釉质，恒牙就显得有些黄。而乳牙牙釉质排列得不是很整齐，所以不那么透明，反而会显得白一些——

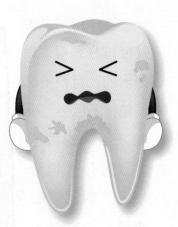

这相当于把下面牙本质的黄色遮盖得比较多，所以乳牙看起来比恒牙白。尤其是乳牙和刚换出来的恒牙一起对比时，恒牙就会显得更黄。等新换出来的牙齿都长好了，排列整齐，替换完成，恒牙整体就不会显得黄了。

当然还有一种情况是新换出来的牙齿没有得到非常好的清洁，食物残渣堆积在上面，形成了黄黄的牙菌斑。在没有认真刷牙或者没有

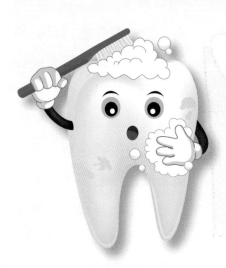

刷干净牙的情况下，牙菌斑的黄颜色更容易附着在恒牙上面。这时外源性的牙菌斑和牙石的颜色也有可能是发黄的，所以要定期去做口腔检查，定期做专业的口腔清洁，接受专业的刷牙指导，学会正确的刷牙方式并持之以恒地付诸实践，让牙齿洁白美丽。

新换出的牙向外撇，歪歪扭扭的可以自己处理吗？怎么办？

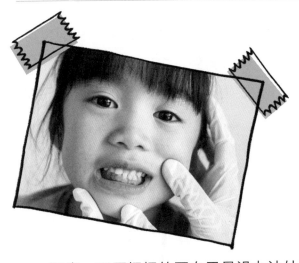

新换出来的恒牙通常比较大，替换掉的乳牙位置是相对比较小的，与此同时，儿童容纳牙齿的骨骼还没有发育完成，或在乳牙期牙齿排列得就特别紧密，那么，恒牙萌出时也是容易不齐的。

通常，歪歪扭扭的牙自己是没办法处理的。家长一定要注意，不要让孩子过度去抠、舔、咬牙齿，更不要自行给孩子套一些橡皮圈等物体，给牙齿过多的异常力量，那样会干扰牙齿回到正常发育的位置上。家长不用过度注意和处理，随着孩子骨骼的发育和长大，牙齿一般会逐渐地排列整齐。如果实在不放心，可以听取口腔医生的建议，看看有没有需要紧急干预的情况，有没有口腔不良习惯，有没有发生牙齿的异常和畸形，有没有多生牙影响萌出方向等。如果发现这些问题，应请医生判断是否需要干预，而大多数情况下是不需要干预的。

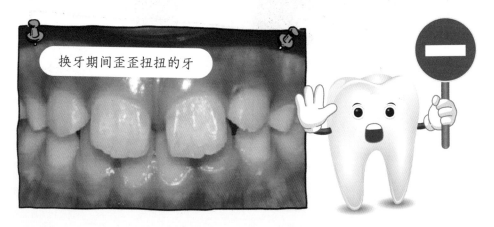

换牙期间歪歪扭扭的牙

新换出的牙为什么有白色和黄色的斑块，甚至缺损了一块？

　　有些牙齿新长出来就有斑块，这多数是牙釉质发育不良的表现。究其原因，通常是在孩子小时候，乳牙曾经发生过牙髓或者根尖周病变而没有得到及时治疗，炎症影响了恒牙发育的牙胚，导致恒牙在发育的时候牙釉质的矿化发生异常，包在牙齿最外面的釉质层发育得不好，有的时候甚至还会缺损一块。如果发现这种情况，要找口腔医生检查、判断，在孩子能配合的情况下，可以采取树脂充填或遮色处理，让牙齿光滑且美观。同时要做好口腔卫生，保证釉质发育不全的牙齿免受或者少受牙菌斑的腐蚀，不要让这个斑块继续变坏，导致虫牙。

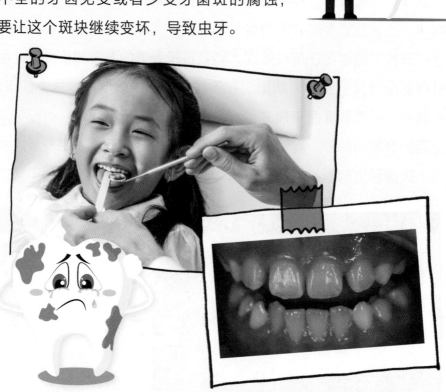

扫码观看科普动画,
开启健康口腔新旅程!

第六章

矫正牙齿的烦恼

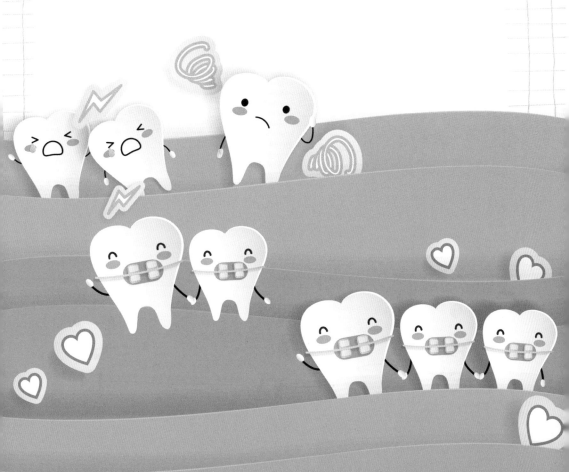

28 新换出的牙不齐需要去矫正吗?

新换出的牙通常是不齐的，因为新换出的牙齿是恒牙，个头比乳牙大，而这时容纳牙齿的儿童颌骨骨骼比较小，所以通常在牙齿替换和萌出阶段，口腔内牙齿不够整齐。建议在乳恒牙刚开始替换时，比如说 7 岁左右，去做一次口腔正畸咨询，请专业人士评估牙齿不齐的程度，判断是否会影响儿童口腔和颌面部未来发育的方向，是否需要进行正畸治疗。

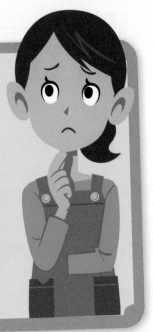

如果遇到了一些特殊情况，比如说有"地包天"，或者是脸歪向一侧，或者是上前牙特别突、下巴非常后缩的这些情况，是要早期进行干预的。这时解除一些锁𬌗和反𬌗的情况，可以帮助牙齿向正常的方向发展。没有特殊情况，通常的早期不齐是不需要干预的，牙齿会逐渐随着骨骼的发育和生长，脸型逐渐变大而逐渐排齐，大多数孩子可以等到十二三岁，所有的恒牙全部萌出以后，再考虑是否进行牙齿矫正处理。

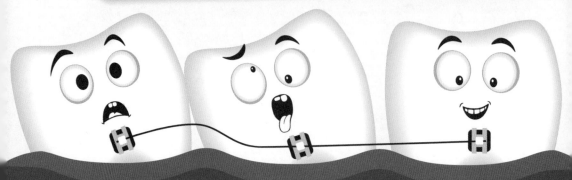

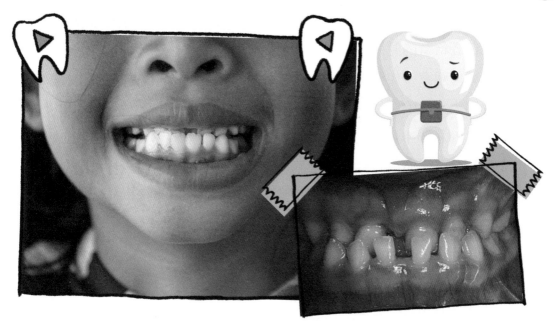

  "地包天"是指下牙包住上牙的情况，也叫反殆，一般是上前牙容易被发现，其实也有"下后牙"包住"上后牙"的情况，是错殆畸形的一种。通常，反殆不会随着生长发育而逐渐解除或者自愈、变好，建议只要在儿童能配合的前提下，可以尽早地进行干预、治疗。

  乳牙反殆在三岁半以后开始，如果儿童能够配合佩戴矫治器，就可以开始进行早期矫正。第二个时期是在七八岁的时候，可以做早期矫正，评估牙齿和骨骼发育状态，佩戴正畸装置，这样可以在较短的时间内解除反殆状态。第三个时期是十二岁左右，恒牙替换完成，评估牙齿和骨骼发育情况，开始矫正。如果有一些特别的骨性情况，比如说下颌前突较多，或与遗传相关的较严重的骨性反殆，可能还需要在成年以后去做矫正骨骼的正颌手术，配合正畸治疗完成"地包天"矫正。所以，如果发现了"地包天"要及时就诊咨询，尽早治疗。

唇舌系带短，需要手术吗?

唇系带是指上唇和上前牙之间的一个带状软组织。唇系带短，通常在口腔检查的时候就能发现。大多数情况下，唇系带短不需要干预，可以考虑观察，如果没有影响前牙萌出的位置，前牙牙缝的关闭也没有受到太大影响，是不需要进行手术的。

口腔急诊中最常见的儿童口腔黏膜外伤之一，就是唇系带撕裂。在童年，孩子们追跑打闹很常见，可能会一不小心摔倒或者是用力牵扯嘴唇，导致唇系带因为外伤而切断，这种情况通常不需要做手术，自然愈合就可以。

舌系带是指舌头与口底黏膜间的带状软组织。舌系带短是容易被发现的，比如婴儿吃奶时吸吮费力，或者伸舌头时出现了 W 形，或者是儿童说话时需要舌头辅助的发音不准确，这时需要去检查和咨询。大多数舌系带短不需要干预，如果不影响日常的生活和发育，也不需要进行手术。对于极少数严重影响进食、影响发音、影响牙齿形态的情况，可以进行舌系带延长手术。手术要在口腔颌面外科进行。

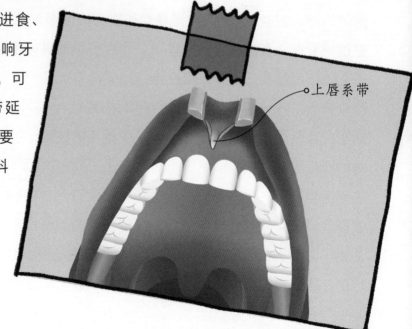

上唇系带

儿童什么时候做矫正最合适?

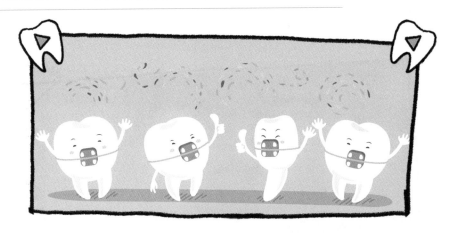

　　建议儿童在三个时期去做矫正评估。第一个时期是在 3 岁半到 5 岁的乳牙列期间,如果出现影响颌骨发育的畸形,如"地包天"等,可以及时矫正。第二个时期是在 7~8 岁左右,这个时候恒牙刚开始替换,完成了最开始的一部分换牙,有几颗关键的牙齿,比如说第一恒磨牙六龄齿和前门牙、侧切牙都已经长出来。这些牙齿是口颌系统将来发育的关键牙齿,也是矫正牙齿必需的基础。此时可以再评估一次牙颌面的生长发育情况,看是否有需要矫正的牙。第三个比较合适的时期就是等所有的乳牙全部换完以后,恒牙的牙根也基本长成,大约在 11~13 岁时,如果还存在牙齿不齐,有矫正的需求,就可以做一个全面的正畸评估。有些儿童牙齿和骨骼发育得早,也许在 10 岁左右就完成了换牙,这样的孩子也可以按照牙齿全部换完为一个标志点,开始做正畸评估。

　　儿童在以上时间点做矫正评估是比较合适的,可以尽早、及时地发现问题,用最短的时间完成矫正治疗。以上建议只是最佳的评估时间。当牙齿换完,无论是 16 岁、18 岁还是成年人、老年人,只要有必要就可以进行正畸治疗,所以错过以上的时间也不用过于担心,根据需要进行矫正评估即可。

儿童总咬下唇有什么危害?

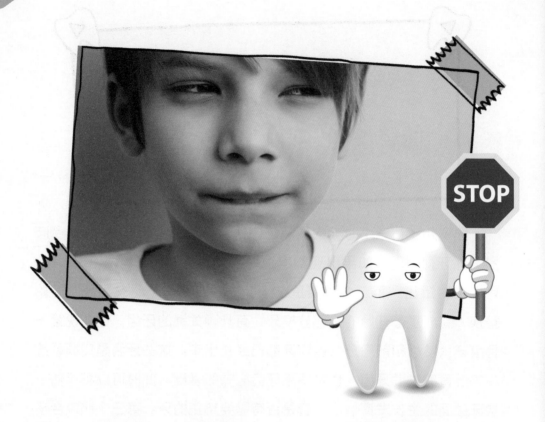

　　儿童咬下唇是一个常见的口腔不良习惯。很多孩子在读书或者写字时，会不自觉地把下嘴唇放在上下牙之间，这个不良习惯会让牙齿位置关系发生变化。最常见的就是上前牙前突，牙齿像要飞出去一样，下前牙也可能会往里面凹。同时，咬下唇还会对下唇黏膜有影响，下嘴唇容易发生唇炎或者溃疡。这些不良习惯还会对唇齿音的发音有所影响。如果长期保持这个不良习惯，还会让下颌骨生长发育受到抑制。所以提醒大家一定要注意，如果发现孩子有这个不良习惯，一定要注意观察，帮助孩子改掉，必要时可以去医院检查，定制和使用一些矫正装置来辅助消除不良习惯。

儿童有张口呼吸怎么办?

张口呼吸也是近年来牙医常见的口腔不良习惯之一。张口呼吸的形成原因有很多种，最常见的是儿童的鼻腔没有办法正常呼吸通气，导致儿童需要张开口来保证呼吸通畅。鼻腔无法正常通气的原因也有很多，最常见的是腺样体肥大或者过敏性鼻炎，导致儿童的鼻呼吸道没有办法正常通气。为了能够呼吸到更多的空气，儿童自然就会张口呼吸，时间长了难免会养成张口呼吸的习惯，致使牙弓狭窄、上腭弓高拱，久而久之会导致儿童出现腺样体面容。

这种情况要首先解除张口呼吸的病因，去耳鼻喉科检查，要判断张口呼吸的病因是什么，做必要的手术治疗或药物治疗，解决腺样体肥大或者鼻炎的问题，保证鼻腔通畅，然后再来纠正张口呼吸的习惯。

纠正张口呼吸的办法有很多，可以通过矫正的方法或者是肌肉训练的方法，让孩子被动地用鼻腔呼吸，减少口腔呼气进气的量，养成鼻呼吸的习惯。网上售卖的防口呼吸贴布，还有能自行购买的其他阻挡张口腔呼吸的工具和方法都不能盲目使用，因为在没有解除最根本的呼吸病因之前，这些工具和方法是无法实现矫正效果的。

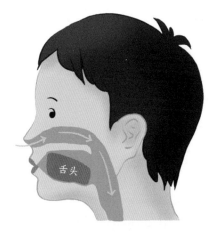

正常呼吸

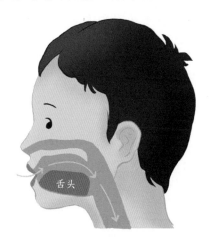

张口呼吸

34 儿童有吐舌习惯怎么办?

吐舌习惯是指把舌头吐到上下牙之间，或经常向口腔外伸舌头的行为。经常性做这个动作，会导致上下前牙咬合不上，称为"开拾"。

如果儿童有这样的不良习惯，要尽可能去纠正，可以让儿童主动调整行为，有意识地减少这个动作。如果不能自己主动改善，可以去口腔正畸科就诊，佩戴矫治器，如定做一个舌刺装置，防止儿童把舌头过度前伸到上下牙之间。这种不良习惯会使口颌肌肉受到异常的力量，使口颌面发育畸形。

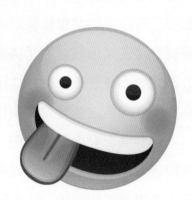

35 儿童有咬笔头的习惯有什么危害?

咬笔头是儿童刚开始学习用笔时容易出现的一种不良习惯。这个阶段孩子开始练习写字，手中经常会有一支笔或者类似形状的东西，有些孩子会不自觉地放到嘴里，咬在牙齿之间。这个习惯对上下唇和上下牙齿都有不利的影响，如上前牙受到向外的加力，或者是下前牙不正常地受到一种向后压迫的力量，会让牙齿移位，也会让嘴唇受到异常的压迫。如果咬的是铅笔的话，还有可能导致铅笔芯的铅进入口腔当中。这些都是咬笔头可能带来的危害。这种不良习惯需要家长和孩子及时发现、识别，家长要想办法制止，引导儿童不做不安全的动作，保证儿童的牙齿健康。

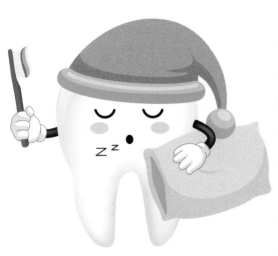

儿童夜间磨牙非常常见。老话经常说是因为肚子里有蛔虫,才会让儿童磨牙。但现在绝大部分地区的卫生健康环境都是比较安全的,儿童因有寄生虫如肚子里有蛔虫而磨牙的情况越来越少见了。所以,这并不是现在儿童夜间磨牙的主要病因。

磨牙的成因比较复杂,一种说法是夜间神经肌肉接收到大脑的信号而异常兴奋,从而导致夜间磨牙,通常跟儿童受到的压力有关。白天,儿童接收的信息特别多,或者是白天经历了一些有压力的事情,夜间就会通过磨牙这种方式来释放和缓解压力。换牙期的咬合干扰和异常也可能是磨牙的原因。如果家长发现了孩子夜间磨牙,一方面可以尽量让孩子放松心情,缓解其压力,注意心理疏导;另一方面,可以定制适合孩子牙列的专业夜磨殆垫,保护孩子牙齿不过度磨耗。当然,适度的磨牙是可以接受的,如果不是牙齿被磨耗得很严重,家长不必过于担心。

37 儿童说话漏风、发音不准怎么办？

众所周知，口腔的重要功能之一就是能够发音和说话。口腔的唇、齿、舌，还有上腭骨骼结构互相配合，让声带振动发出的声音能够经过口腔动作准确发声。正确标准的发音跟儿童的唇、齿、舌等口腔器官发育密切相关。如果儿童过早地缺失一些牙齿，比如缺失上下前牙，会导致儿童在发一些需要牙齿参与的声音如思（sī）时，出现发音不准的情况。或者是儿童的舌头动作位置不准确，过于靠前或者靠后，也会导致儿童发某些音比较困难。当然发音最重要的是习得，在没有器质性病变的前提下，要学习正确的发音方式才能发音正确。

如果有发音不准的情况，要从几个层面来分析。第一，尽量保护好儿童的牙齿，因为牙齿是发音的重要器官之一，不要有变短、变蛀或者缺失等情况，就能减少说话"漏风"的可能。第二，对于儿童唇舌的一些发音不准，可以通过手术、矫正或者肌肉训练的方式来改善。第三，在没有器官病变的情况下，建议要让儿童多听、多学标准的普通话发音，这对学习如何调用口腔肌肉正确发音有非常大的帮助。

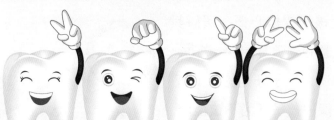

在儿童成长的过程中，如果我们发现儿童经常发不准某些音，也不用过于焦虑，只要是没有器质性的病变，孩子在将来都可以学会正确发音的。当然如果有缺牙或是舌系带短的情况，要及时治疗和处理，有必要时也可以去正规的语音矫正诊室学习如何正确发音。

"地包天"或者下巴特别短，医生建议做正颌手术，什么是正颌手术？儿童能做吗？

由于遗传或者后天不良习惯等原因，一部分儿童会发生相对比较复杂的骨性原因的口颌面畸形，比如小下颌和"地包天"的情况。正畸医生评估后一般会建议：儿童在低龄阶段矫正通常没有办法达到非常好的治疗效果，只能掩饰一些缺陷，所以最好等长大了以后，通过正颌手术的方式，解决骨性错𬌗畸形的问题。正颌手术是指通过颌面外科手术调整颌骨骨头的长短和位置，把牙齿矫正和颌面外科手术的方式相结合，把牙齿排到正确的位置，把由骨骼导致的畸形问题纠正过来。

正颌手术通常都是成年以后才做，除非一些特别严重的畸形可以早期干预以外，通常不建议在儿童期去做正颌手术。如果发现了一些特殊

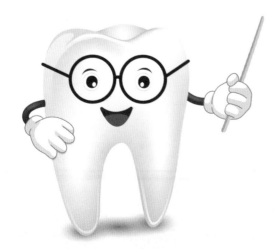

的畸形，比如严重的偏𬌗和小下颌，可以早期去做正颌和正畸咨询。绝大部分儿童的骨性错𬌗畸形，都是可以等到长大成人之后，根据自己对美观和功能的需求，再来综合判定是否选择做正颌手术。

39 儿童矫正牙齿会疼吗? 一般需要多久?

牙齿矫正是把适当的矫正力量施加在牙齿上,让牙齿在骨骼中健康移动,从而把牙齿逐渐排齐的过程。牙齿在骨骼中,通过受力让牙齿周围一侧受到压迫吸收,让另一侧的骨头受到牵拉而长长一些,这样就能保证牙齿健康地在骨骼中移动,因此,适当地给牙齿施加正畸力非常关键。在给牙齿加力的过程中,初期两三天或者是加力之后的第一周,可能会隐隐有一些疼痛和不舒服,在适应了新的力量和位置以后,只要矫正力量在正常范围内,儿童都能很快适应。适应后就会激发儿童骨骼正常的重建过程,不会全程都很疼痛的。

矫正治疗的时间长短取决于畸形的难易程度、儿童生长发育的阶段、矫治器的选择和儿童的配合程度。一般越小的孩子需要的时间越短,比如三岁半时儿童矫正反𬌗"地包天",可能最快几个月的时间就能完成。但是对于七八岁的孩子,也许要一年左右来完成一些简单治疗。对于十二三岁的孩子,可

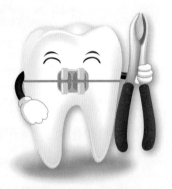

能至少要一年半到两年的时间才能完成矫治。对于成年人,至少要两到三年才能完成矫正治疗。选定矫治方式后,最重要的就看儿童的配合程度,如果能按时佩戴矫治器、按时复诊、积极配合,就可以用最快的时间完成治疗。

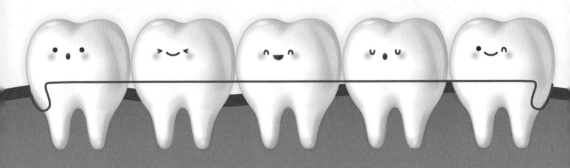

为什么做矫正前要先洗牙和补牙?

因为牙齿矫正要通过正畸装置给牙齿施加一定的力量,让牙齿在牙槽骨当中有序、健康地移动,所以,在这个过程中涉及牙周膜和骨骼受到牵拉和压迫的情况。如果牙齿刷不干净或者是清洁不到位、有牙石,就会导致有牙龈炎症和牙周炎症,进而影响到骨骼正常的重建。所以在正畸治疗前完成洗牙和牙周治疗,保证儿童有健康的牙龈和牙槽骨,才能让牙齿健康地移动。

为什么要补牙呢?一方面,牙齿的完整才能保证矫正装置能够良好地黏结在牙面上,把力量正确地传递给牙齿。另一方面,无论佩戴哪种矫治器,如托槽矫正或隐形矫正,都要在牙面上黏附一些装置,让牙齿变得更加难以清洁,增加发生牙齿脱矿和患龋病(长虫牙)的风险。因此在正畸治疗之前,一定要让所有的牙齿都是健康、完好的状态,补好牙,再开始正畸治疗。正畸治疗的过程中也要随时关注,如果发现虫牙或者脱矿,要及时治疗。

因此无论是在正畸治疗前还是治疗过程中,都要完成所有的基础治疗、洗牙、补牙等,才能保证牙齿健康地移动,进而拥有整齐洁白的牙齿。

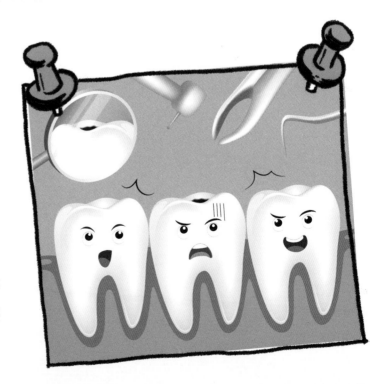

扫码观看科普动画,
开启健康口腔新旅程!

第七章

刷牙的烦恼

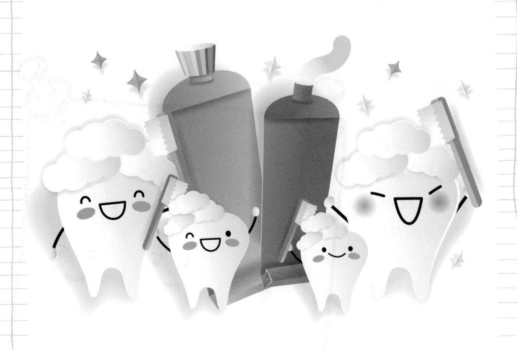

为什么要刷牙？只刷牙就够了吗？

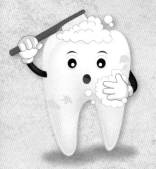

保持口腔健康不仅要定期检查，更重要的是做好口腔卫生，少生病，不生病。对于未成年的儿童来说，保护口腔健康的第一责任人是家长，要靠家长和儿童一起养成良好的口腔卫生习惯，保护牙齿。其中每天都要刷牙是最重要的。刷牙是指清除牙齿上面的食物残渣和牙菌斑的过程，是清洁口腔最重要的方式。研究表明，口腔中覆盖在牙面上的一层一层细菌连接在一起，就形成了牙菌斑。牙菌斑每 12 小时左右就能形成和成熟一次，会产生各种有害物质，破坏牙龈和牙齿健康。因此，我们要保证每天刷牙两次以上，在牙菌斑成熟、准备搞破坏之前把它清理掉。

使用含氟牙膏刷牙，每天早晚两次以上，每次刷 2 分钟以上，是被广泛提倡的口腔清洁方式，但是只刷牙就够了吗？刷牙只能清理 70% 左右的牙菌斑，牙与牙之间的缝隙面还藏着牙菌斑。牙齿相邻的邻面还需要用间隙清洁的方式进行清洁。

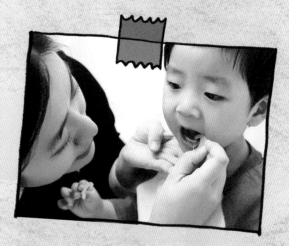

间隙清洁是指用牙线清洁牙齿相邻面，或者用牙缝刷来刷干净牙缝。还可以每天刷舌头清洁舌苔，每餐后漱口、咀嚼无糖口香糖等，保证口腔日常清洁到位，保持口腔健康。

无糖口香糖

Ca

42　儿童几岁可以自己刷牙？
在换牙期家长还要给孩子刷牙吗？

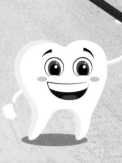

　　我们鼓励儿童自己刷牙，但家长要在孩子刷牙后，给孩子做刷牙检查一直到 9 岁左右，确保孩子可以完全刷干净牙齿，再给孩子独立刷牙的信任。

　　通常家长为了培养孩子的自理能力，很早就开始让孩子自己刷牙了，然而刷牙实际上是比写字还要难的一个精细的动作，让孩子能够自己独立地完成有效刷牙，是有一定难度的。儿童可以逐渐学着刷牙，比如说从一岁开始，鼓励儿童用自己的牙刷放在口腔当中来尝试刷牙，随着成长，可以让儿童逐渐学着用自己的小手拿着牙刷，清洁牙齿里里外外各个方面的卫生。然而，在八九岁能够写下一篇作文之前，儿童的小手通常是没有足够的能力做到精准、全面地刷干净自己的牙齿的。因此，无论是在学龄前的乳牙期还是换牙期，一直到小学二三年级，也就是八九岁之前，建议家长在孩子刷牙后再帮孩子仔细地检查一遍、刷一遍，再做一次彻底的清洁，包括给孩子使用牙线清洁牙齿邻面，这些尤为重要。

　　在换牙期，儿童的乳恒牙交替排列，有时候会有歪歪扭扭、各种不容易清洁的缝隙，这个时期如果让儿童独立刷牙，不一定能完全清理干净，家长可以鼓励孩子尽早尽快地掌握刷牙这项本领，但也要坚持监督检查到八九岁。八九岁的儿童心理已经成长到能够对自己的行动和决定负一定的责任了，也能把刷牙这个精细动作执行到位。因此，在替换牙的后期，家长在保证儿童掌握正确刷牙方式和能够刷好牙的情况下，就可以让儿童自己独立刷牙了。

儿童怎么选择牙刷？
换牙期可以用电动牙刷吗？

选择牙刷一定要选择儿童喜欢的、适合儿童的牙刷。什么样的牙刷适合儿童？第一，刷毛不能太软，也不能太硬，建议使用中等硬度的牙刷。太软的牙刷刷毛，比如有一些细丝的、柔和的，那是擦不掉

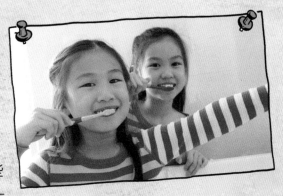

牙菌斑的，起不到清洁的作用。太硬的刷毛又可能对牙釉质或者牙龈产生一定的损伤，所以要选择中等硬度的刷毛。第二，要选择小头的牙刷。牙刷头小一些，比较适合儿童牙齿的排列和牙齿大小，刷头太大会导致放在口腔后部刷牙的时候比较困难，容易遗漏一些牙面刷不到位。合适的牙刷头大小，一般是能覆盖儿童两到三颗牙的。第三，选择儿童喜欢的手柄形状，便于儿童抓握。儿童喜欢的牙刷能够提高其刷牙的兴趣和配合程度，有助于儿童维持良好的刷牙习惯。

?

换牙期可以使用电动牙刷，只要儿童能接受电动牙刷的声音和振动，我们就鼓励儿童使用电动牙刷刷牙。在能正确刷牙的前提下，电动牙刷的清洁效率要比手动牙刷略高一些，尤其是在儿童手部精细动作还没有办法做得很好的时候，电动牙刷更可以提高刷牙效率。而且，在换牙期，如果儿童适应家长使用电动牙刷给他们刷牙，能够模拟口腔诊室诊疗过程当中的一些振动和冲刷，儿童可能也更容易接受诊室治疗。所以我们建议家长，在家给孩子使用牙刷或者电动牙刷刷牙，检查牙齿清洁情况。

44 儿童可以选择含氟牙膏吗?

儿童牙膏不仅有好看的包装、各种各样的水果味道，还有很多重要的功能。除了清洁牙齿之外，含有对牙齿有帮助的氟化物是最重要的一种护牙功效。含氟牙膏是指在儿童牙膏当中，含有氟化钠、氟化亚锡等（在包装上有标注），并能够释放氟离子的成分。牙膏里的这种氟化物微量、安全。如果每天早晚各一次使用含氟牙膏刷牙，可以慢慢地把氟包在牙齿周围，既可以帮助清洁牙齿，又可以强壮和坚固牙齿，预防龋齿的发生。使用含氟牙膏刷牙是世界卫生组织推荐的最有成本效益的护牙方法之一，建议儿童在家长的看护下正确使用。

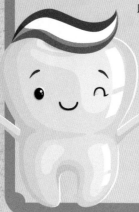

每一个小宝宝都可以使用含氟牙膏，从长第1颗牙开始，一直到换牙的期间，再到长大后，如果我们都正确使用含氟牙膏刷牙，就可以少长蛀牙。3岁以下的小宝宝每次可以用一段大米粒大小的含氟牙膏，4~6岁幼儿园的小朋友可以用豌豆大小的含氟牙膏，那么上了小学的大孩子们，就可以用1cm~2cm长短的含氟牙膏了。这个含氟量很小，但是护牙的作用很大，刷牙后吐出多余的牙膏泡沫即可，对身体是安全的。

也许有很多家长和儿童还没有使用含氟牙膏，他们可能不了解或者不想选择含氟牙膏，那样就放弃了最经济有效的一种护牙方法。

换牙期的儿童可以用牙线吗?

可以，而且非常推荐使用牙线，每天至少一次。牙线是一种线，是用来清洁两颗牙齿之间邻面的一种工具。其实，大家都应该使用牙线。牙线的形式有线状的，也有棒状的，对于儿童来说，用儿童牙线棒会更适合儿童的牙齿，也更安全。

在换牙期，因乳恒牙的交替，牙齿容易排列不齐，歪歪扭扭，特别容易残留食物残渣和牙菌斑。这种情况下，要在每餐之后都漱口、刷牙或使用牙线清洁牙缝。在儿童 9 岁之前，建议家长给孩子使用儿童牙线，每天至少一次，缓慢地沿着牙缝滑进去，不要过度用力损伤牙龈，成 C 型包绕牙齿的一面，上下来回滑动，清洁牙缝隙。尤其在后牙牙缝之间，要特别注意清洁。等到儿童逐渐长大，能够掌握使用牙线的技能以后，就可以自己来使用了。每两颗相邻的牙齿之间，只要有紧密缝隙，都建议在刷牙后使用牙线清洁牙缝。

换牙期使用牙线好还是冲牙器好?

在牙齿更换的时期，首先建议儿童使用牙线，牙线是实实在在的线，它的清洁效率要高于水流或气动式的冲牙器。有些水流的冲牙器也叫水牙线，可以喷出高压水流把牙面上的牙菌斑冲洗掉。这种方法需要非常精准的操作，不建议儿童在换牙时期就开始使用冲牙器。当然如果儿童正在佩戴托槽进行矫正，或者儿童更喜欢也更适应冲牙器的话，也可以先使用冲牙器，但建议之后再用线状的牙线清理一次。

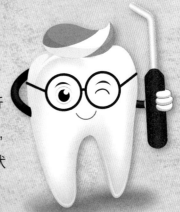

47 儿童需要用漱口水吗？
选什么样的漱口水比较好？

　　儿童可以使用漱口水。儿童一般从一岁半开始就逐渐学会把自己不喜欢、不需要咽下去的水吐出来了，学会吐水以后，儿童就可以开始使用漱口水。漱口水有多种功能，也添加了不同的功效成分，最理想的是选用儿童专用的含氟漱口水。因为成年人的漱口水里往往会含有一些清凉或者是相对刺激的物质，如酒精或者其他一些药用成分。对儿童来说，如果只是为了预防蛀牙，那么使用儿童专用的含氟漱口水就可以了。

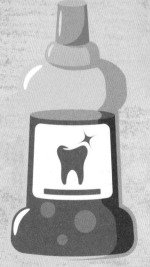

　　对于一些不能及时刷牙的特殊儿童，可以使用药用漱口水，这些漱口水需要由医生来开具，通常含有氯己定等成分。药用漱口水也不能使用太长时间，使用超过一周的话，牙齿和牙龈可能会有一些褐色的着色。如果是日常维护口腔，儿童专用的含氟漱口水就足够了。如果是治疗需要或是因一些特殊情况无法刷牙，可以给儿童选用温和不刺激的药用漱口水来抑制口腔内的细菌。

儿童可以吃口香糖吗?

在家长的监护下，儿童可以吃口香糖，但建议吃无糖口香糖。咀嚼无糖口香糖是比较好的预防龋齿的方法之一。因为在吃完饭后的一段时间内，口腔当中的 pH 值是降低的，呈酸性环境，牙齿在这种酸性环境下就容易产生脱矿的状态，这也是龋齿的早期状态。如果儿童在吃完饭以后，能咀嚼无糖口香糖，就可以较快地刺激唾液分泌来冲刷口腔，使 pH 值更快速地恢复到正常的状态。因此，儿童在饭后吃无糖口香糖，可以作为清洁口腔的一种方式。

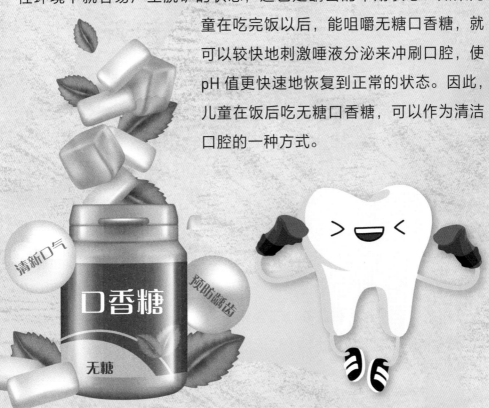

另外，在日常生活中，如果觉得儿童需要清新口气，或者是没有条件及时刷牙的时候，也可以用咀嚼无糖口香糖的办法来清洁牙齿上的牙菌斑。儿童在吃无糖口香糖时，一定注意要有成年人的监护，家长要监护、控制咀嚼的时间，咀嚼时尽量不让儿童走动、运动等，咀嚼 5 分钟左右，就可以把口香糖吐掉了。如果没有成年人照看，儿童咀嚼口香糖容易出现误吞、误吸的风险。

49 儿童也会有牙石吗? 需要洗牙吗?

　　儿童也会有牙石，而且儿童也需要定期洗牙。我国的研究表明，12~15 岁的青少年有 40%~60% 都能检出口腔中有牙石或牙龈出血。

　　牙石是什么? 它是怎样形成的呢?

　　牙石，是指牙齿上面的牙菌斑长期残留在口腔当中没有被去除，逐渐钙化、变硬，形成了较坚硬的附着在牙齿上面的物质，像石头一样硬而不容易去除，所以被称为牙石。

　　儿童在换牙期牙齿排列容易不齐，如果这时再刷牙不到位，难免有一些角落没有及时清洁，就容易生成牙石。牙石一旦产生，会持续分泌一些细菌代谢的有害物质，让牙龈红肿出血。这时，就会出现刷牙出血或吃东西时牙龈出血。再加上青春期时，激素作用下本就容易发生青春期的牙龈炎，所以不能及时清理的牙石成了青少年发生牙周疾病的主要因素。建议儿童青少年要定期去做口腔检查，如每年去口腔门诊 1~2 次，检查是否有牙石，如果发现就要及时洁牙清洗，保证牙龈的健康。对于能耐受超声波洗牙、洁治的儿童，可以使用跟成人一样的洗牙方式，有效率地清除牙石和牙菌斑。对于不能耐受超声波洁治的，可以选择手动龈上洁治的方式，或者用抛光的设备把想要去掉的牙石、牙菌斑都去掉。

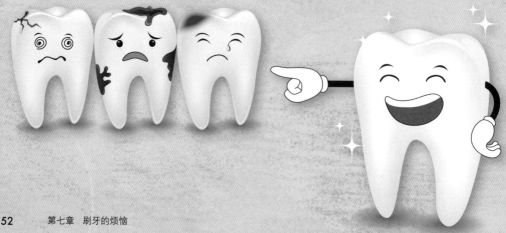

第八章

预防保健的烦恼

（窝沟封闭篇）

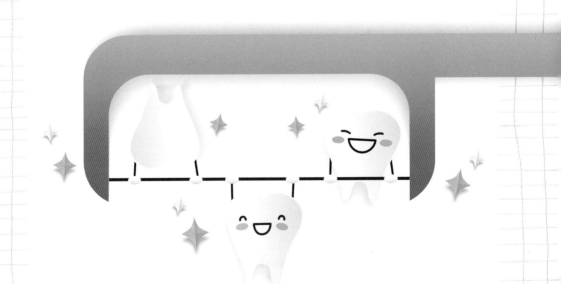

50 什么是六龄齿?

六龄齿是指儿童的第一恒磨牙,因为这颗牙通常在 6 岁左右萌出,因此被称为六龄齿。六龄齿是在乳牙列后长出的第 1 颗恒牙,也是伴随我们终身的恒牙。它是在口腔当中最早出现的恒牙,且正常的情况下,在口腔中存留的时间最长,是建立上下牙咬合的重要牙齿,对我们牙齿的位置是否准确起到关键的作用。因此,一定要保护好上下的六龄齿,让六龄齿少得病,正常萌出在正确的位置,建立正确的咬合关系,为后面整个牙弓的发育打下良好的基础。

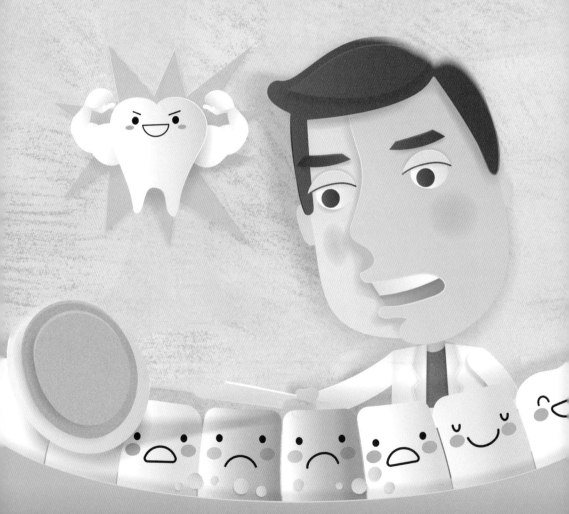

什么是窝沟封闭？
为什么要做窝沟封闭？

　　首先要了解什么是窝沟。儿童咀嚼食物的磨牙牙面是凹凸不平的，有很多沟壑点隙，这些部位被称为窝沟。有的窝沟非常深，食物和细菌容易存留在里面，即使使用最细软的儿童牙刷，刷毛也无法深入到窝沟里去，没有办法对这些部位做到位的清洁。因为我们无法用刷牙、漱口等方法清洁干净窝沟部分，残留的食物细菌就很容易在窝沟部位龋坏，形成蛀牙，也就是发生龋病。

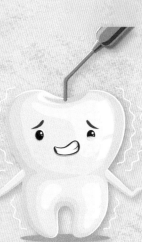

　　窝沟封闭就是用牙科材料，把这些容易藏污纳垢的窝沟点隙填平并且牢固地粘在牙齿上，防止食物残渣和细菌进入，让牙齿变成容易刷干净、容易清洁的形态，是一种无创且有效的预防儿童龋病发生的预防治疗方法。

　　我国 3~5 岁儿童的龋病发生率大约是72%，也就是 10 个孩子中约有 7 个有蛀牙，14.3% 的 5 岁儿童口内有 10 颗以上的龋坏牙，也就是大约 7 个孩子当中有 1 个孩子嘴里有超过 10 颗的龋齿，这些龋坏牙大都在乳磨牙区域。6 岁左右，儿童开始换牙，萌出的第 1 颗牙是伴随我们终身的六龄齿，也是最容易龋坏的，到 12 岁时就有20% 左右的儿童六龄齿发生了龋坏，其中 90% 的龋齿发生在窝沟部位。因此，龋病中高风险的儿童，要在适宜的年龄，尽早对乳磨牙和萌出的第一恒磨牙进行窝沟封闭。

　　系列研究表明，对孩子的第一恒磨牙进行窝沟封闭术的治疗，可以在 2~3 年内降低 67%~85% 窝沟龋的发生，平均每人可以节省上百元的龋齿充填治疗费用。

52 什么时间可以做窝沟封闭？

做窝沟封闭的时间主要有以下几个关键时间点：首先是在三岁半左右，如果儿童能够接受在口腔中治疗操作的话，建议给龋病中高风险儿童的乳磨牙做上窝沟封闭。在 6~7 岁左右，也就是幼儿园大班到小学一二年级，建议给儿童新长出来的六龄齿做窝沟封闭。小学 1~3 年级都是做窝沟封闭的重要时机。另外在 9~12 岁左右，可以给儿童的双尖牙和第二恒磨牙做窝沟封闭。这样就可以保证所有后牙牙齿咬合面和光滑面的窝沟点隙都被严密封闭，有效预防蛀牙。

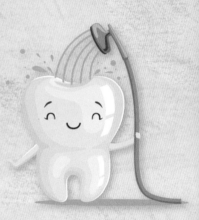

53 每个小学生都需要做窝沟封闭吗？

建议每个小学生都做窝沟封闭，尽早完成窝沟封闭的预防治疗。在临床工作中，医生要评估儿童的龋病风险，如果是低风险，也可以选择定期监测，先不做窝沟封闭。但是医生在监测中发现，目前普遍患龋率高、刷牙清洁不够，实际上，儿童龋病低风险的孩子比较少，可能都不到 10%。为此，建议绝大部分的小学生要及时去做窝沟封闭，尤其是第一恒磨牙六龄齿的窝沟封闭，保护好口腔中最重要的牙齿。

建议每个小学生在 1~3 年级之间，六龄齿萌出完全后，去完成窝沟封闭的治疗。在 4~6 年级，直至上初中之前，可以看一下第二恒磨牙是否完全萌出，如果萌出，及时做窝沟封闭。

牙齿被蛀了还能做窝沟封闭吗?

如果牙齿已经发生了蛀牙，那么很可能窝沟已经率先被破坏和蛀掉了。如果是窝沟部位发生了龋坏，就不能再用窝沟封闭这种预防措施了，要对病牙进行治疗，去除所有龋坏的部分，用更为结实和强壮的树脂材料永久地黏结在牙面上，也就是俗称的补牙。如果有的牙齿只是一部分发生蛀牙，另一部分还有一些深窝沟，那就还可以做预防性的树脂充填，把该补的地方补上，把该做窝沟封闭的地方做上。如果已经发现了儿童有蛀牙，要尽快去检查治疗。

只要做了窝沟封闭就不得蛀牙了吗?

窝沟封闭并不是一劳永逸的防龋措施。做过窝沟封闭的孩子还是有可能发生蛀牙，这是为什么呢?

主要有三方面原因。首先，虽然窝沟封闭把最难清洁的部分给填平了，但是预防龋齿最为重要的手段，依然是每天坚持有效刷牙，使用含氟牙膏，做好口腔自我清洁。因为即使是没有窝沟的光滑牙面，如果积攒了很多牙菌斑，时间久了也一样会产生龋齿。其次，两颗牙齿相邻的邻面部位也是儿童龋病高发的部位，这个位置不是靠窝沟封闭能够预防的，要靠使用牙线等间隙清洁的工具做好自我清洁，预防邻面龋的发生。最后，窝沟封闭根据治疗条件、材料和医生诊疗水平和儿童配合程度的不同，有一定的脱落比率。研究表明，使用树脂封闭剂12个月的保留率大约在90%，24个月的保留率大约在80%，4~5年的保留率大约在70%。也就是说治疗后前两年，窝沟封闭的年脱落率大约是10%，因此，做过窝沟封闭的孩子也要进行定期复查，看看是否有脱落，是否需要再次做窝沟封闭。同时,还可以在医疗机构定期进行专业的口腔清洁和局部涂氟保护漆等预防措施，给牙齿的各个牙面穿上全面的保护衣，预防儿童龋病的发生。对于已经发生窝沟龋的牙齿，就不能再进行窝沟封闭了，要及时治疗，预防疾病的进一步发展。

56 做完窝沟封闭要注意什么?

　　做窝沟封闭是无创性的治疗。做窝沟封闭的过程是无痛无创的，需要非常好地隔离唾液，会用橡皮障或者棉卷等把牙齿跟口腔当中的唾液分隔开，保持牙面的干燥，才能完成整个窝沟封闭的过程。

　　儿童的牙齿刚做完窝沟封闭，不排除会觉得局部有一些突起或者是敏感。如果出现这种情况，可以在就诊时窝沟封闭做完了以后及时调整，离开诊室后要注意继续好好刷牙、定期检查，看窝沟封闭有没有脱落。如果有大量的咬合高点就需要调磨，如果有少量的咬合高点，那会随着日常的磨损渐渐被磨下去，儿童也会逐渐适应，当然，依然要注意定期检查有没有脱落。

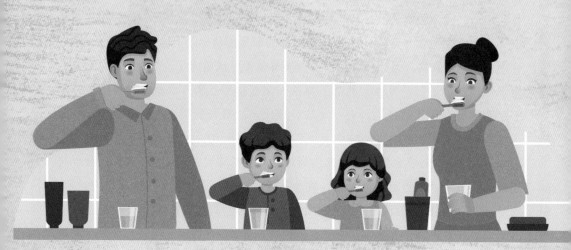

第九章

预防保健的烦恼

（涂氟篇）

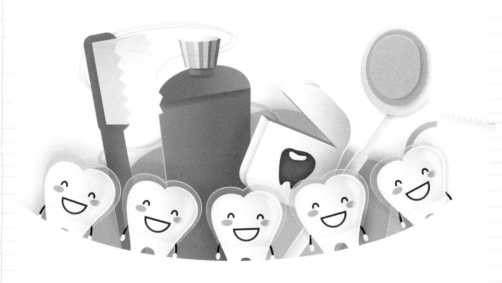

57 儿童做了窝沟封闭还用涂氟吗？

窝沟封闭是预防龋齿的重要方法之一，但它只能预防最容易患龋的窝沟部位，防止发生窝沟龋坏。还有牙齿光滑面和牙齿邻面也要保护，这里有两个重要的方法，那就是：每日有效的口腔自我清洁，以及局部用氟。

局部用氟有两种方法。一种办法是每天使用适量的含氟牙膏，也就是使用 0.05%~0.11% 含氟量的儿童牙膏给孩子刷牙，这是专业口腔医生一直倡导的一种局部用氟的方法。使用含氟牙膏，控制好用量是非常安全的。另一种办法是定期涂氟，是指每年2~4 次到专业机构清洁牙齿后，涂氟保护漆，给每一个牙面都穿上防护衣，全面预防龋病的发生。

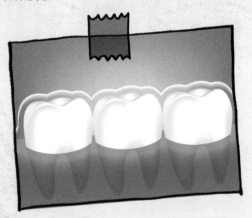

58 换牙了还需要涂氟吗？

在换牙期，乳牙和恒牙替换的过程中，牙齿特别容易出现歪扭不整齐、不容易清洁到位的情况，这个时候建议儿童定期做预防措施，也就是定期涂氟。

有一些国外指南会建议龋病高风险的儿童更频繁地使用局部涂氟来保护容易患龋的牙齿，我们是否采用，在临床上可以根据医生的建议，换了牙以后也是要每年定期去进行涂氟预防治疗的。

涂氟后要注意什么?

涂氟是指给牙齿表面涂上高浓度的氟化物，让氟化物可以与牙齿表面进行离子交换，使牙齿变得更加坚固的过程。

涂氟的操作流程是要先把牙面上的牙菌斑清洁掉，用涂擦、抛光或者刷牙的方式把牙齿刷干净，然后给牙面上包括光滑面和两牙缝之间，均匀地涂上一层含氟材料。涂了这层氟以后，可以想象它就是一个相对坚硬的薄薄的罩子，罩在了我们的牙齿上。为了让氟化物材料尽可能长时间地停留在牙面上，要给它一些时间巩固。因此，涂氟后至少在半个小时，最好是2个小时以上或者更长的时间内，不漱口、不喝水、不吃东西，因为过早地含漱、咀嚼，会把这一薄层材料过早地磨掉、冲刷走。

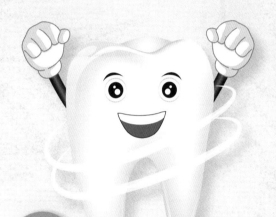

建议儿童在涂氟后24小时内暂时不刷牙。因为在涂氟之前大都做了一次清洁，涂氟之后要尽可能让氟化物停留在牙面上，避免过早刷牙，把氟化物刷掉。24小时后就可以正常刷牙了，且建议使用含氟牙膏。

涂过氟还要用含氟牙膏吗?

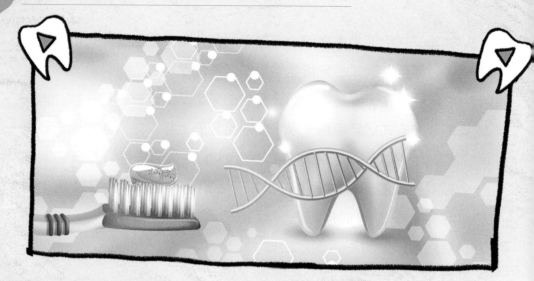

　　使用氟化物有几种方式。一种是可以在口腔诊室定期局部涂氟，口腔诊室里使用的氟化泡沫、氟保护漆等局部涂氟可以增强牙齿的抗龋能力。另一种重要的局部用氟的方式就是日常每天早晚两次、少量多次使用比诊室涂氟剂量低的含氟牙膏刷牙，每天给牙齿提供保护。

　　掌握好儿童使用含氟牙膏的剂量，是非常安全的。涂过氟的当天和 24 小时之内，不建议再用含氟牙膏刷牙，但是涂氟 24 小时之后，依然建议每天早晚两次或者早中晚 3 次，用含氟牙膏进行刷牙，局部促进牙齿的再矿化。

?

　　涂氟是在医疗机构给牙齿涂布高浓度氟化物的局部用氟方式。用含氟牙膏是指日常可以少量多次将低浓度氟涂布在牙齿上，也是安全易用、易获得的涂氟方式。使用含氟牙膏在全球范围内是被广泛推荐的。

可以自己在家涂氟吗?

不可以自己在家涂氟。专业的涂氟操作使用的是高浓度的氟化物,这种氟化物是医疗机构才能使用的药物,建议在医疗机构里进行,或者由专业人员到学校给儿童集中涂布。有一些含氟的牙膏或者是氟化的泡沫,比诊室的氟保护漆浓度低,但是比普通牙膏的氟浓度又高一些,如果家长可以学会使用这种材料且掌握好用量,可以在家使用。当然能够在家使用的氟化物和在医疗机构使用的氟化物的浓度是截然不同的,医疗机构使用的氟浓度要更高一些,效果更强,只是这种氟化物不适宜在家保存或者是涂布。

定期涂氟会摄入超标吗? 涂氟安全吗?

涂氟是比较安全的口腔预防治疗。每年涂氟 2~4 次是不会导致氟的摄入超标的。一方面,涂氟材料主要停留在牙面上,随着唾液吞咽下去的氟量是相对比较少的。另一方面,定期涂氟也有一定的建议频率,每年按照要求定期涂氟是安全的。涂氟本身也是安全的操作,治疗过程中不会给儿童带来什么损伤,基本没有不适。

当然要注意儿童是否对氟材料过敏,含氟涂料当中也可能会有一些容易过敏的物质,如果儿童是易过敏体质,那么需要跟医生提前沟通。目前来讲,氟过敏的情况是非常少见的,所以绝大多数儿童可以放心涂氟。

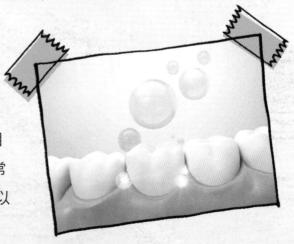

第十章
蛀牙的烦恼

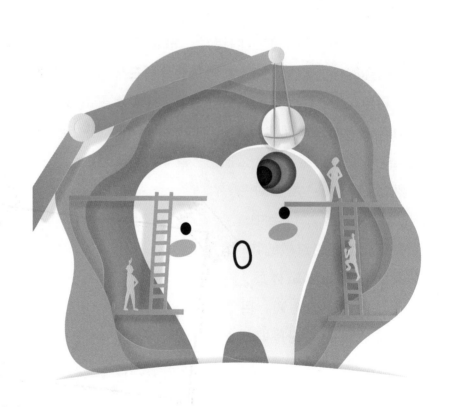

儿童为什么会得蛀牙?

没有长牙的小宝宝，是不会得蛀牙的，但长了牙就会有得蛀牙的风险。如果儿童吃的糖类食物过多，细菌分解糖产生酸，口腔就会始终处于酸性的环境中，易得蛀牙。因此，要注意限制儿童吃糖的频率和时间，保证只有在正餐时摄入糖分，少在加餐时吃糖，减少口腔中酸性的时间。另外，要注意蛀牙形成的关键时间，即吃掉食物后牙菌斑停留在牙面上的时间。如果刷牙频率不够高，

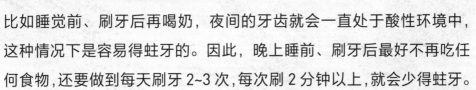

比如睡觉前、刷牙后再喝奶，夜间的牙齿就会一直处于酸性环境中，这种情况下是容易得蛀牙的。因此，晚上睡前、刷牙后最好不再吃任何食物，还要做到每天刷牙 2~3 次，每次刷 2 分钟以上，就会少得蛀牙。

蛀牙也叫龋齿，龋齿的发病原因是著名的四联因素：牙齿、细菌、食物中的游离糖和时间。第一，要有牙齿才会长蛀牙。第二，口腔当中的细菌形成牙菌斑。第三，细菌把吃到口腔中的糖分分解成酸性物质，使牙齿脱矿。第四，脱矿后，在一定时间内，没有及时再次矿化变硬，就变成了牙洞。所以，儿童得蛀牙一定是同时具备了这四个条件。

?

大家可能发现了，最重要的预防蛀牙的方法，其实儿童和家长都能做到，就是及时全面地刷牙，减少牙菌斑。牙菌斑不能自然消除，药物也不能完全消灭它们，细菌还会不停地产生和聚集，只能靠我们坚持不懈地把它们刷掉。刷牙是我们唯一能自主完成、有效阻断蛀牙生成的一种方式。

64 儿童的乳牙要换，那乳牙龋坏还需要补吗?

儿童换牙从 6 岁左右开始，一直到 12 岁左右才能结束。有很多儿童从 3 岁左右甚至更早就发现了有乳牙龋坏，而这个龋坏的乳牙要一直使用到十一二岁才能完成替换。乳牙龋坏如果得不到及时治疗，在换牙期也容易把致龋的细菌传递到新萌出的恒牙上，使得口腔中依然是高危容易致龋的环境，让伴随着人一生的恒牙也受到龋病的困扰。因此，一旦发现了乳牙龋坏要及时治疗。如果不及时治疗，龋病有可能进一步发展为牙髓炎和根尖炎，甚至影响下方恒牙胚的发育。

没有及时治疗的龋齿还可能过早地脱落，导致恒牙发育问题以及萌出位置产生异常。从长远来看，如果发现了儿童有乳牙龋，一定要尽早治疗。乳牙龋治疗的时间比较短，在儿童能够配合的情况下，尽早把乳牙龋病治好，减少口腔内的致龋细菌和病灶，对所有的牙齿健康都有所帮助。

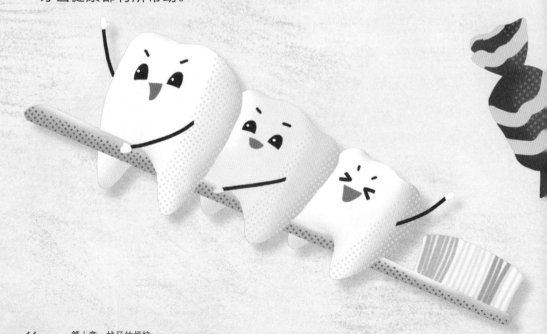

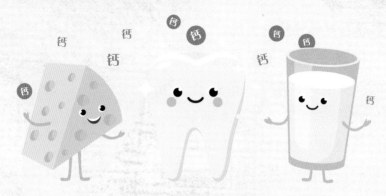

　　儿童的蛀牙主要是由牙齿、细菌、食物中的游离糖和一定的时间这四联因素导致的，怎样从吃上来减少蛀牙呢？首先要做到的就是减少糖的摄入。糖类不只是糖果、蛋糕、饼干、薯片、冰激凌，米饭、面食等碳水化合物也是糖类食物。在正常就餐时间，我们是要摄入碳水化合物的，还有一些其他糖类食物，口腔当中的 pH 值可能会下降一些，但在吃饭的时候适量吃糖类食物不会造成额外的蛀牙风险和负担。我们要做的是减少正餐之间加餐的频率，如果要加餐，也要吃健康的少糖或者是不含糖的食物。选择对牙齿有益的纤维类食物，比如蔬菜、水果，这些富含纤维的食物还有帮助清洁牙面的作用。芝士奶酪类的、不加糖或者少加糖的奶制品，对牙齿也有益处。

　　很多零食当中含有游离糖，比如果汁。从苹果榨成苹果汁，再加上糖来调味，去除了有益的食物纤维，对牙齿的危害大大增加了。还有儿童经常爱吃的巧克力、棒棒糖、冰激凌这类甜品，含有很多的糖，而且吃起来都是要长时间地让糖和牙齿接触，这种情况下会大大增加蛀牙的风险。蛋糕、饼干、薯片一类的碳水零食是非常容易粘在牙齿上的，还不容易被唾液冲刷干净、及时清洁。因此，为了减少蛀牙，一定要控制儿童吃零食的量，在正餐时间可以适当添加这些食物，在两餐间的加餐时要尽量吃健康的食品。

儿童牙齿发黑分几种情况。

常见的就是龋齿，俗称蛀牙。如果牙齿不仅发黑，形状还改变了，质地也松软不光滑了，那么大概率是龋齿且比较重。初期的龋齿可能仅仅是脱矿、牙齿有发白的斑点或者是微微发黄，等到牙齿有点儿发黑的时候，龋齿就已经较重了。

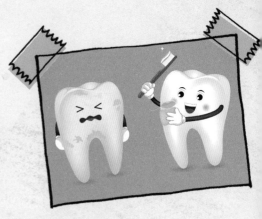

第二种情况是儿童牙齿上的色素沉积。儿童吃了一些有色食物、中医药，或者是使用了某一类含有特殊药物的儿童牙膏或者漱口水，或口腔当中的一些菌群是比较容易着色的菌群，儿童牙齿上就会发现有一些均匀的黑线，每颗牙上都有一些，但是质地是硬的，牙面也是光滑的。如果这种黑线通过机械抛光或者是电动牙刷刷一刷就能减轻一些，那么这些牙齿上的黑色就是色素沉着，而不一定是蛀牙。

还有一种牙齿发黑的情况，常见于那些长时间因为某些原因不能刷牙，使用含有特殊药物的漱口水含漱口腔的儿童。如果长期使用这类漱口水超过了一周或两周，牙齿或口腔黏膜上就会有黑色着色，停用漱口水后就能够好转。

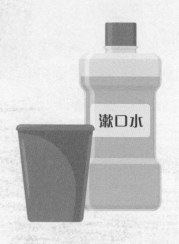

大牙长出来了一般是指儿童萌出了六龄齿，即第一恒磨牙。如果是换牙期新长出来的牙齿，那就都是恒牙了，一旦发现恒牙有龋齿要及时去补上。恒牙只有一副，萌出以后，儿童就不会再换牙了。虽然还是儿童，但是这颗从儿童时期就萌出的六龄齿要伴随我们终身，如果发现了蛀牙不去补，最快的龋病在几个星期之内就能进展到牙齿深处，累及牙髓、牙神经，危害牙齿健康。

龋齿在最开始的时候是不疼的，在浅龋或者是早期龋的阶段，如果我们发现恒牙的颜色和形态有一些改变，但是还没有引起疼痛，疑似蛀牙，一定要尽快去做口腔检查，尽早治疗。在龋齿初期，处理和治疗都比较简单，如果早期的龋齿不去治疗，等到儿童觉得牙齿疼痛时，往往牙齿已经坏到了神经，需要做更复杂、更有难度的根管治疗。因此，只要发现了儿童的牙有龋齿就要尽快去补。

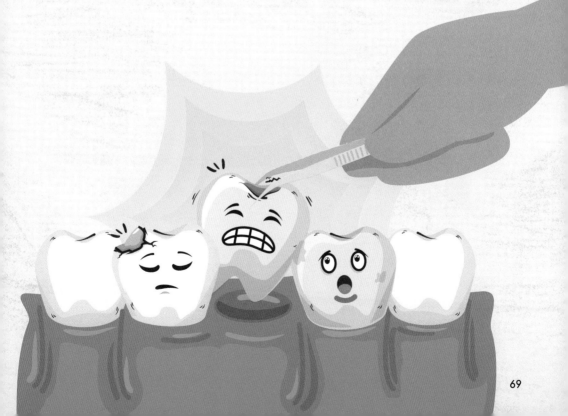

补牙是指对一些牙体的硬组织缺损, 无论是因为龋齿导致的, 还是摩擦或者外伤导致的牙齿缺损, 用牙齿充填材料进行填补的治疗过程。

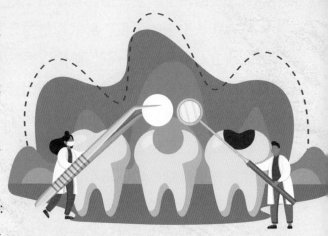

补牙的流程通常是:

第一步, 用牙科钻头或者手动的挖匙工具把牙齿上脏了、坏了的东西清除掉; 第二步, 制备牙齿充填窝洞, 制备出一定的适合于牙齿充填材料长期待在牙齿上的一些形态, 尽可能多地保留我们自己的牙齿; 第三步, 在牙齿上涂布一些黏结的材料, 黏结剂涂布之后, 有的需要光照, 通过光固化让黏结剂发挥作用; 最后一步, 要把补牙的充填材料调制好后, 放到做好的窝洞里, 并塑形充填材料, 让牙齿的形态恢复填满, 有的需要再次光照使材料硬化。

?

补牙的过程有可能会有一点儿疼痛的感觉。在去除牙齿上的脏东西时, 通常会用机械钻来一边喷水, 一边把牙齿上的脏东西去掉。这个过程会因为凉或者热刺激, 让牙齿有些敏感, 但大多数情况下, 不会太过疼痛, 而且去腐的过程也不会持续太长时间。所以补牙原则上是不太疼的, 为了预防疼痛, 也可以进行无痛治疗, 就是在治疗之前先用无痛注射的方式在牙齿周围打上麻药, 之后再进行补牙。

儿童牙疼要做根管治疗，会疼吗？
乳牙根管治疗会影响恒牙萌出吗？

　　儿童因为严重的牙疼而去口腔门诊就诊时，通常就需要做根管治疗了。需要做根管治疗的牙齿一般都是龋坏已经到达了牙髓，造成了牙髓和根尖的炎症，或者是外伤意外露髓，并且暴露了一定的时间，无法再保留牙髓了。

　　根管治疗，俗称杀神经治疗。需要做根管治疗的牙已经处于疼痛中，如果不做任何麻醉就治疗是肯定会疼的。现代的根管治疗要首先保证无痛和舒适，无痛注射局部的麻药后，牙齿的周围区域就没有任何疼痛的感觉了。在牙齿接受局部麻醉后，就可以开始后续的根管治疗，治疗也不会再产生疼痛。对于个别炎症非常重的、麻药反应效果不好的牙齿，医生也可能会采用直接把麻药注射在感染的牙髓上，只疼一下，后面就没有疼痛的感觉了。现代的、先进的儿童牙科治疗是无痛且舒适的，能保证在无痛的条件下完成所有的治疗。

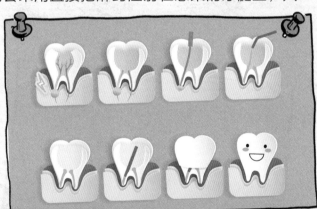

？ 乳牙根管治疗是否会影响恒牙萌出？

　　如果不做乳牙根管治疗，根尖的炎症无法得到控制，会使下方的恒牙胚受到感染，感染后会影响恒牙的发育结构和萌出位置。如果儿童及时完成了乳牙根管治疗，是不会影响恒牙萌出的，在发育替换的过程中，乳牙会正常进行吸收和脱落。因为完成了根管治疗的牙齿，能够正常行使功能承受牙齿咬合力，有助于牙齿正常的替换和脱落，不会影响恒牙萌出。

医生建议给儿童牙齿做牙冠，
乳牙用做牙冠吗？

　　对于大面积龋坏的乳牙，或者是做完了根管治疗的乳牙，自身的牙体组织都较少、比较脆弱了。就像一个正方体或者是长方体，龋齿让牙齿缺少了很多牙面，这些牙齿无法继续承担儿童正常的咀嚼功能，如果是前牙，还会影响发音和美观。为了有效恢复牙齿的功能，医生会建议给治疗后的乳牙做一个牙冠，恢复牙齿的正常形态，以行使正常的功能。

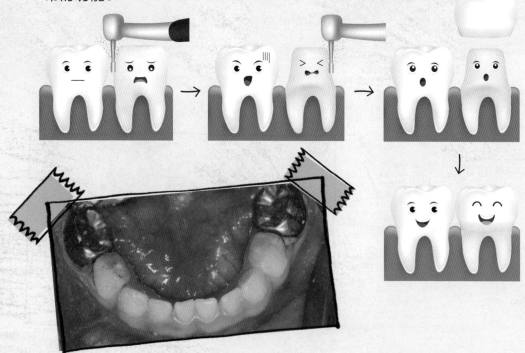

　　乳牙预成冠这个先进的儿童口腔技术，近年来越来越普及。乳牙用的牙冠与成人的不同，一般都是已经预先成型好的预成牙冠，不管是前牙还是后牙，做过根管治疗或者大面积的牙齿缺损，都可以选择用预成牙冠的方式有效恢复牙齿形态。使用牙冠恢复形态肯定是比仅做充填治疗要好一些，而且能够有效预防继发和再发的新龋坏。

第十一章
牙龈的烦恼

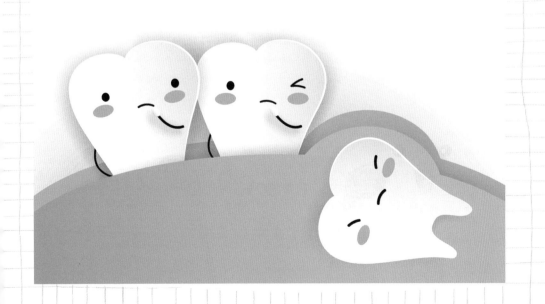

为什么刷牙时会有牙龈出血？

牙龈出血是炎症的表现。如果刷牙时发现牙龈出血，就证明牙龈已经有炎症了。那么牙龈的炎症是怎么来的呢？牙龈炎是最轻的牙周疾病的一种。当口腔中的细菌堆积在牙龈周围，没有及时得到清理时，细菌会形成大块的牙菌斑或者大块的牙石。牙菌斑和牙石是一个动态的细菌"大本营"，细菌在牙菌斑里排出很多垃圾和毒素，这些毒素对牙齿和牙龈有害。毒素会刺激牙龈发生炎症，牙龈会有肿胀、发红、变圆、水肿等表现。特别脆弱的牙龈，一旦受到牙刷刷毛的刺激，就有可能会出血。

健康的牙龈是非常薄的、粉色的、稚嫩的，而不是水肿、圆钝或发红的状态。健康的牙龈在正常刷牙时是不会产生出血的。如果发生了刷牙出血，就证明牙龈已经有炎症，更要尽快刷干净牙齿，不要一看见有出血就不刷了，那样反而会使炎症越来越重。一定要把这些出血位置刷干净，才能除去牙菌斑刺激，恢复健康的状态。

如果刷不干净或刷完了之后还有出血，就要去口腔门诊检查是否有自己刷不掉的牙石，需要及时进行洁治和清理。我国青少年的牙龈出血发病率较高，所以大家要注意日常清理牙菌斑，定期去口腔门诊清理牙石。

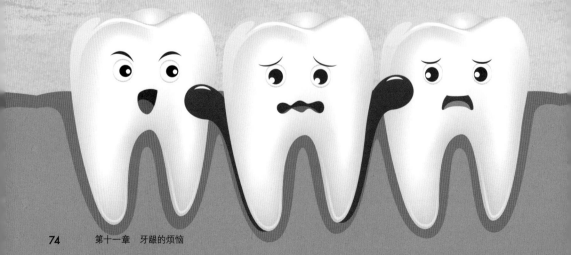

在换牙期，乳牙的牙根会被逐渐吸收，下方的恒牙会往外萌出。这期间，无论是咀嚼还是晃动，都有可能会压迫牙齿和牙龈，从而造成一定的不舒服的感觉。但这种疼痛不会一直持续，偶有疼痛，要评估牙齿松动的程度。如果非常松动，不敢咬合，耽误吃饭了，就要去口腔门诊拔除。

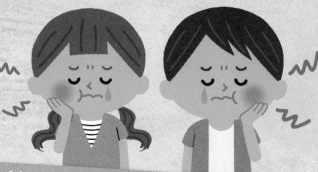

怎么样才能缓解这些不适和疼痛？

如果乳牙只松动一点儿，且下方恒牙还没有萌出，还需要一定的咬物刺激，才能让乳牙牙根完全吸收，完成乳牙脱落的自然过程。这样的情况可以使用冰敷的方式，缓解一过性的压迫疼痛。如果换牙时的疼痛影响了吃饭、学习或者影响说话，就要尽快去口腔门诊进行治疗。

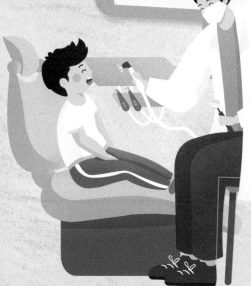

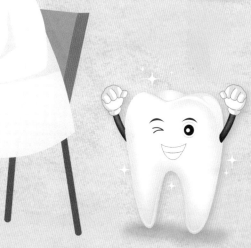

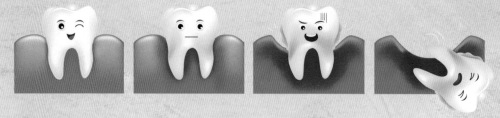

　　6 岁左右的儿童经常会遇到这样的问题。第一恒磨牙也叫六龄齿，是在乳牙列后面最先长出的恒牙。它一点点地冲破牙龈，慢慢萌出，可能先萌出一个小牙尖，而其他部分还被牙龈覆盖着。由于六龄齿位置靠后，儿童吃东西时食物就暂留到后面的牙龈瓣里，在没有及时清理干净的情况下，容易发生六龄齿的萌出性牙龈炎。这时牙龈因为堆积了脏东西而红肿，儿童上下牙一咬合还容易咬到肿胀的牙龈，就像成年人长智齿时发生的智齿冠周炎一样。

　　如果发现了儿童有萌出性牙龈炎，家长和儿童也不要过于担心，如果只是一过性的疼痛，可以选择用牙刷清理干净萌出牙齿的周围，随着牙齿的生长，只要保持萌出牙齿的干净，牙龈红肿就可以消退。也可以适当用一些含有抗炎药物的儿童漱口水控制细菌。如果牙龈红肿影响吃饭和生活，就需要去医院进行冲洗，判断牙齿能否自己萌出，必要的时候可以在局部麻醉下做一些切开助萌的处理。

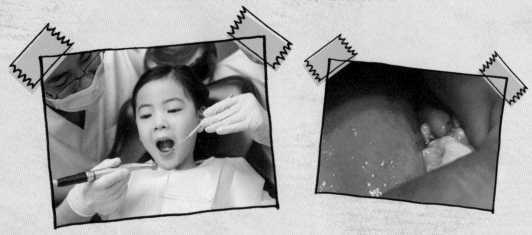

儿童换牙期间要注意什么?

儿童换牙期的问题有很多，儿童可能会经常遇到牙齿松动了、咬物疼等与长牙相关的各种各样的问题。注意事项有以下几点：

第一，一定要注意口腔卫生。换牙虽然是个自然的过程，但是不能因为换牙的不适，就停止了清洁口腔，如果停止刷牙和使用牙线，口腔当中就会产生更多的因为没有得到及时清洁而产生的问题。如果一天不刷牙，牙龈就会产生红肿；如果没有做到间隙清洁，牙齿和牙齿之间就会产生一些邻面龋坏等。所以在换牙期间，首要的就是注意保证口腔清洁，每天早晚刷牙两次，每天至少使用一次牙线，每天请家长监督检查刷牙效果。

第二，家长和儿童不用特别纠结换牙的时间和顺序。换牙是儿童自然生长的过程，发育有先后，也有一个范围，不一定在什么年龄就一定要长出哪些牙来，我们可以注意观察，让牙齿自然替换。每年可以去专业的口腔医生那里评估 1~2 次，看看牙齿的发育有没有异常，检查的同时也是验收日常刷牙的效果，必要时做洗牙洁治或涂氟保护。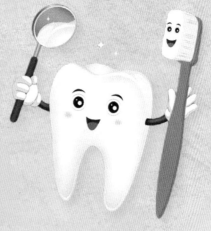

第三，换牙期间正好是帮助儿童建立对口腔健康认知的最佳时机。通过牙齿的替换，让儿童了解我们身体的生长会有哪些规律，保护牙齿都要养成哪些良好的习惯，怎么定期去做健康检查等，让儿童能够得到足够的健康知识和关注。在换牙期要对儿童的健康习惯做积极的引导，如果家长能够引导儿童养成定期去做口腔检查，每天早晚刷牙、养成使用牙线的好习惯,对儿童换牙之后一生的口腔健康都有所帮助。

75 　儿童吃饭老塞牙，可以剔牙吗?

　　在换牙期，儿童牙齿通常因为交替替换，排列得不是非常整齐，这个时期摄取的丰富的食物，就容易嵌塞在儿童的牙缝之间。可以在每餐之后通过刷牙清洁口腔当中的牙菌斑和食物残渣，对于塞在牙缝里的食物残渣，需要使用辅助的牙间隙清洁工具，比如牙线、牙间隙刷或者是水牙线等。对儿童的建议是优先使用牙线，至少每天尤其是睡前，使用一次线状的牙线棒清洁口腔牙齿邻面一次。这样可以及时处理塞牙，让牙龈得到及时的保护，而不至于因为嵌塞食物太久而造成牙龈发炎。

　　如果儿童塞了牙，塞的东西还未得到及时清理，就非常容易在局部形成红肿，造成牙龈乳头炎。儿童可能会觉得咬东西时牙齿疼痛，这个地方的牙龈一碰就会出血。这时候，来口腔门诊把塞住牙的东西用牙线取出来，牙齿和牙龈就能很快恢复正常。反复塞牙时间久了，会造成牙齿的邻面发生龋坏。很多牙齿排列紧密、刷牙刷得很好的孩子，后牙发生的龋坏并不是在能够刷干净的牙面上，恰恰是在紧密相连、没有使用牙线的牙缝里。所以，大家一定要注意牙齿间隙清洁，使用牙线把牙缝清理干净。

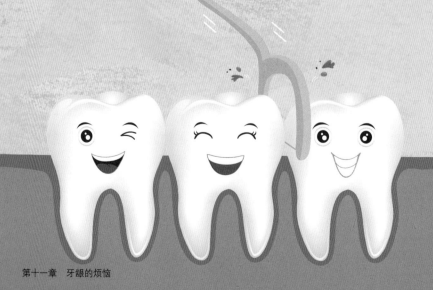

儿童也会有口臭的问题。口臭是指口腔当中有一些令人不愉快的气味的总称。口臭可以分为真性口臭、假性口臭和口臭恐惧症三种。如果发现儿童有口臭，先要判断是否为真性口臭。真性口臭可能有以下两方面的原因：第一，最有可能产生口臭的原因就是儿童的口腔问题。由于儿童没有及时清理干净口腔中的细菌，导致细菌消化了一些口腔中的食物残渣，产生硫化物质，发出口臭的气味，这是口源性的口臭。第二，由鼻腔、呼吸道或者消化系统等全身疾病导致的细菌残留，产生一些异常的味道，也会通过口腔传递出来，这是口外性的口臭。至于假性口臭和口臭恐惧症，是指实际上没有口臭或者是口臭没有达到一定程度，但是心理上认为有口臭的情况，一般在儿童中并不常见。

如果我们发现了儿童有真性口臭，就需要去排查口外的全身的原因。全身是否健康？消化系统有没有问题？鼻腔和呼吸道里是否有一些病灶？比如说鼻炎等。对于口源性的口臭，要通过做口腔护理来减轻症状。最有效的缓解口臭的方式就是及时刷牙、漱口、用牙线清理牙齿邻面，保证口腔当中没有卫生死角，减少口腔细菌的数量。

?

控制口臭还要注意清洁口腔黏膜、刷舌头。儿童的舌头上也会附着一些细菌，可以用牙刷或者刮舌板刷舌头的方式，减少舌头上的舌苔和菌斑。没有这些工具条件的时候，我们还可以用一些其他方法来缓解口臭，比如咀嚼无糖口香糖刺激唾液分泌，用自己的唾液来冲刷口腔，用口香糖的味道来掩盖口气。最便捷的一种方式，就是喝点清水漱口，一方面能够冲刷掉脏东西，另一方面也能冲刷掉一些细菌。漱口后还可以用有清新味道的漱口水和喷剂来临时掩盖一下味道。最重要的还是及时做好口腔清洁，从源头上减少口臭发生。容易发生口臭的儿童，可以在餐后半小时左右增加一次刷牙。

吸烟和喝酒对口腔有什么危害？

　　对于儿童来说，吸烟和喝酒行为是非常少见的。大部分家长都会对儿童进行积极的监控，但是仍有一小部分儿童会接触到酒精或者是吸到二手烟。为此，我们需要了解吸烟、喝酒这些可以导致疾病的不良习惯对口腔有什么危害。

　　吸烟可以增加患口腔癌症的风险。口腔当中除了牙齿以外还有很多牙周组织和口腔黏膜，这些黏膜是身体中的软组织，受到烟草成分异常的刺激，很容易发生癌变。吸烟会让口腔的黏膜变得干燥，使黏膜发生一些白斑、红斑的病变。吸烟还可使牙齿周围的牙龈发生异常变化，导致牙周发炎、牙槽骨吸收、牙龈退缩，最后较重的牙周炎还会导致牙齿松动、脱落。因此，吸烟是非常不利于口腔健康的，也不利于全身健康。每一个走进口腔诊室的患者，如果有吸烟的习惯，医生都会建议一定要戒烟。对于还没有接触到这个不良习惯的儿童，就继续保持远离烟草吧。特别要注意，槟榔也是一种"无烟烟草"，儿童要远离槟榔，也建议家长尽量远离烟草和槟榔。

　　酒精对口腔健康也很不利。过量饮酒是导致癌症的高危因素，酒精对口腔黏膜也有一定的损伤，同时，喝酒会让口腔中产生异常味道，也对牙龈健康不利。吸烟和喝酒也是很多慢性疾病的风险因素。因此，口腔医生告诫儿童青少年,不要养成吸烟、喝酒的不良习惯，从儿时做起，不仅是为了口腔健康，更是为了全身健康，杜绝危害健康的不良习惯。

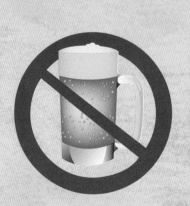
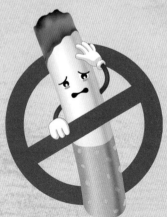

第十二章
口腔黏膜的烦恼

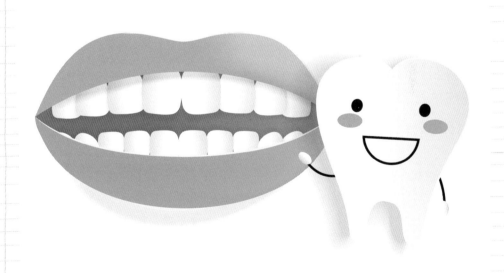

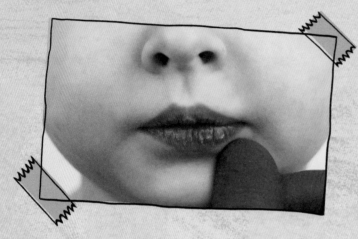

在冬春季节或是秋冬季节，北方地区的天气比较干燥，在这些地方，儿童的嘴唇容易出现干燥、脱皮的唇炎或者是口角发红的口角炎。这种情况是因为儿童的口唇黏膜发生了浅表的炎症刺激。由于空气中的水分含量比较低，或者是因为儿童过多地通过舔嘴唇给嘴唇保湿，从而导致唇部的黏膜受到了损伤，失去了它的完整性。干燥脱皮就是嘴唇黏膜受到炎症刺激，开始逐渐脱落的过程。口唇周围还可能发红、发痒，甚至疼痛。

?

遇到唇炎的情况，首先要清洁干净唇部，通过保湿的方法来促进唇部黏膜自己恢复愈合。用清水清理干净口唇周围，在家给儿童涂上足够的唇膏，唇膏里的凡士林就可以阻断皮肤的水分流失，也可以预防外界的灰尘等脏东西侵蚀破损的皮肤。

?

如果口唇、口角周围发生了又红又痒的炎症，建议去口腔黏膜科就诊。对于这些炎症，医生可以先用清水清理干净，擦干后，对症使用抗生素软膏涂在口唇周围，抗生素软膏需要由医生来开具。日常生活中，要预防儿童唇炎的发生，建议儿童在就餐和饮水后勤涂唇膏，保证口唇皮肤黏膜的水分和完整性，提高自我恢复的能力，减少口唇干裂脱皮，让容易患有唇炎和口角炎的孩子减少患病风险。

我们的舌头有什么功能?

舌头是口腔当中非常重要的器官,是一个非常重要的软组织,有很多功能。

首先,舌头是味觉器官最集中的一个所在地,帮助我们判断食物,趋利避害。

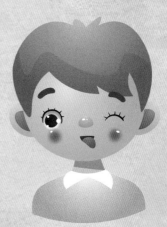

除了感受味觉以外,舌头还是一块能够灵活运动的肌肉,舌肌可以让舌头来参与咀嚼、吞咽和发音等重要的口腔功能。舌头在吃东西的时候,可以帮我们把食物送到牙齿中间、卷成细碎的食团,方便咽部把加工好的食物吞咽下去。这是一系列高度协调的动作。还有,在发音的时候,舌体和舌尖处于口腔当中不同的位置,与上腭、牙齿等去进行接触,形成不同形状的气流通道,发出一些舌齿音或者是舌腭音,可以帮助我们准确地发音和表达我们的意图。因此,舌头非常重要。

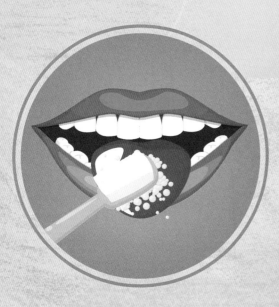

中医上讲,舌头黏膜会发生不同的舌苔附着情况,有个别儿童会有地图舌,舌苔会有变化。从中医的角度看,舌苔能反映儿童身体的寒热虚实,从而反映儿童的健康状况。

舌头上也是容易寄居细菌的地方,我们需要及时清理舌头。除了清洁牙齿以外,可以用牙刷或者舌苔刷刷舌头,用漱口水来清洁舌头。

80 为什么小学生嘴里起口腔溃疡或小泡，学校要求一定要去医院检查？

　　口腔溃疡是指口腔黏膜的一些破溃，有"红、黄、凹、痛"几个特征："红"是指溃疡底部或者周围黏膜发红，"黄"是指溃疡周围会有黄色的伪膜，"凹"是指溃疡可能会形成一个凹面，一碰到就非常"痛"。疱疹是指儿童口腔中有单个或者是呈簇状的小泡，在口腔中的不同部位都有可能发生。

　　溃疡和疱疹都有可能无症状或疼痛，疼痛发生时不容易区别。检查发现儿童有口腔溃疡或者疱疹以后，需要和一些口腔传染性疾病进行鉴别，比如鉴别是否是疱疹性咽峡炎，或是手足口病等。这些疾病是乙类传染病，有在学校聚集传播的可能。为了避免聚集传播，如果发生了口腔溃疡或疱疹，一般学校保健医都会要求尽快去医院检查，排除传染性疾病的可能。

　　如果是单纯的口腔溃疡或者口腔疱疹，都是能自愈的。一般医生会建议注意休息，多补充多元维生素，注意清洁口腔，避免辛辣刺激食物，促进溃疡的恢复。自愈性的口腔溃疡，7~14 天就可以愈合了。如果还伴有

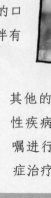

口腔溃疡

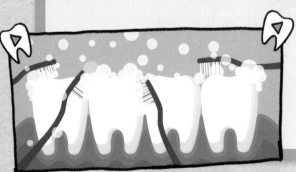

其他的病毒感染或传染性疾病，就需要遵照医嘱进行积极的抗病毒对症治疗。

儿童得了疱疹性咽峡炎怎么办?

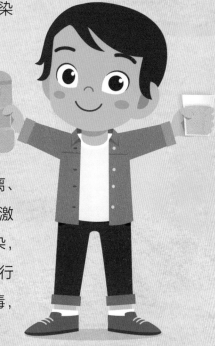

疱疹性咽峡炎是儿童常见的一种传染疾病，它是由病毒引起的、可以表现在口腔黏膜上的疾病。此病起病急，口唇当中和咽喉部会起一些小泡，破溃了以后还容易形成溃疡。有的儿童伴有咽痛和发热。如果确诊，医生会建议儿童居家隔离、注意休息、保持口腔卫生，可以用不刺激的药用漱口水含漱口腔，减少口腔感染，缓解不适症状。同时也要全身对症地进行调理，抵抗力增强了，就可以尽快打败病毒，康复起来。由于病毒的传染性，一般建议休息 7~14 天再恢复上学。

儿童舌苔厚是上火吗? 怎么办?

儿童经常会被发现舌苔有不同的形状，在中医领域，看舌头可以判断出身体的寒热虚实，是诊病的重要检查手段之一。有一些传统说法认为，儿童舌苔比较厚是"上火""积食"，这也是中医的说法。在西医的口腔医学领域，"上火"可能跟口腔的炎症有关，舌苔厚可以用牙刷或者刮舌工具来清洁口腔，积攒的舌苔也可能是一些食物的残渣和菌斑堆积，会造成口腔当中的异味或者口腔炎症发生。当然，我们也可以遵照中医的诊断和治疗建议，注意劳逸结合、放松心情、清淡饮食，调理全身的健康。

第十三章
牙外伤的烦恼

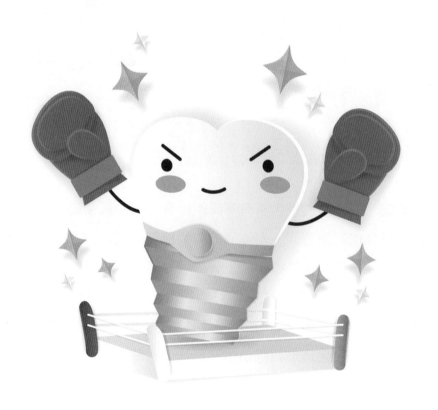

儿童门牙磕掉后如何急救?

儿童都是活泼好动的，合理的运动能保证儿童身体健康。不管是在暑期、寒假还是在学龄期的校园内，儿童都会做很多的体育运动，运动时如果没有充分的防护，难免会发生各种各样的牙齿外伤。对于门牙外伤全部磕掉了的情况，建议处理如下。

首先，尽快把脱落的牙齿捡起来，用清水或生理盐水轻轻冲洗，但不要过度冲洗，保证牙齿周围的牙周膜尽量健康。然后将其保存在生理盐水中、冰牛奶里或者含在舌头下面，保存好后尽快就医。越早就医，就越有可能把脱落的牙齿再植回去。尤其是恒牙的门牙脱落，建议这样处理。

如果是乳牙的门牙脱落了，通常就不进行再植了。因为乳牙再植成功率不高，而且在较短时间内就能通过换牙进行替换了。如果分不清是乳牙还是恒牙，找到脱出的牙齿后保管好，及时就医。

如果牙齿有脱落或者折断，肯定会非常疼，可能会伴有软组织撕裂和出血，可以用一些干净的棉卷、纱布或是干净的纸卷来压迫止血，防止流血过多。处理完后，还可以进行局部冰敷。因为受到外伤后，软组织可能会肿胀，通过冰敷能使局部毛细血管收缩，减少组织内的出血和渗出，减轻肿胀的情况。

84 外伤脱落的牙齿要怎么保存?

外伤脱落的牙齿的保存方式有很多种,最理想的就是清水冲洗后,用生理盐水保存脱落的牙齿。如果找不到生理盐水,可以去买常温牛奶或者冰牛奶,把脱落的牙齿放在里面,也能延长牙齿上残留的牙周膜细胞的生存时间。如果这些都没有,也可以轻轻地放在口腔当中,放在孩子脱落牙齿的牙槽窝里,或者是含在舌下,尽快就医。因为口腔中有适合的环境,口内的唾液也可以短暂地保存脱落的牙齿。对于脱落的牙齿,一定不要过分冲洗,不要拿纸擦干,不要拿纱布过度擦拭,也不要用纸包着。正确的方式是用手握着牙冠的一端而不是有血的牙根一端,最好在半小时之内及时就医。

85 受过外伤的牙一定要根管治疗吗?

受过外伤的牙齿,如果有折断或出血,通常非常容易发现,儿童一般会在家长的带领下及时就诊,按需进行治疗。如果外伤后就诊时间比较晚,牙髓暴露或者受感染较重,是需要进行根管治疗的。但如果外伤牙的牙髓只露了一点儿,牙髓活力还是正常的,医生会试着用活髓保存等治疗方式,尽量保留住儿童剩余牙神经的活力,这样对儿童牙齿将来的牙根发育和形态都是非常有利的。所以,儿童受过外伤的牙要及时进行专业评估和处理,根据牙髓的状态来决定是要进行根管治疗,还是要进行其他适宜的治疗。

还有一种隐匿的情况:牙齿受伤时没有折断和出血,儿童和家长没有发现,当时忽略了。但是牙齿慢慢地变暗黑或者出现牙龈肿包,又或者后来牙齿疼起来。这些情况是牙齿受到了外伤后缓慢发生了牙髓活力的损伤甚至坏死,出现了牙髓或牙根尖周围的病变。这就要及时进行根管治疗来舍弃感染坏死的牙髓,避免牙根内外因为感染而吸收,尽可能保存牙齿。

受过外伤松动的牙一定要拔除吗?

对于受过外伤已经松动的牙齿,有很多复杂的情况,不能一概而论要拔掉或者要留存。医生要区分松动的是乳牙还是恒牙,松动的程度,松动的原因是牙根折断还是牙槽骨折断。如果是牙根折断,那么牙根折断的位置也会决定是否能够保留牙齿。

如果是乳牙松动了,医生会评估牙齿在内外、左右、上下三个方向的松动度,结合牙根发育的时机和牙根是否有折断、感染,再选择直接拔除或者固定。如果发生了根折或者三个方向上的松动,大概率是要把乳牙拔掉。这些都需要由专业医生来进行判断。

如果松动的牙齿是恒牙,儿童和家长一定要特别小心对待,因为恒牙将来是不会再长出来的,要尽快就医评估恒牙松动的程度和原因。对于有一定的松动度,但医生评估后觉得还可以继续保留的牙齿,都可以继续留存。必要的情况下会对能保留的松动牙齿进行固定,让松动牙能够愈合好。对于医生评估认为不能保留的牙齿,要遵医嘱尽快拔除。对于外伤松动的牙,一定要及时就医,请医生来判断。不是所有的牙齿都需要拔除,但对于必须要拔除的牙齿也不要犹豫。

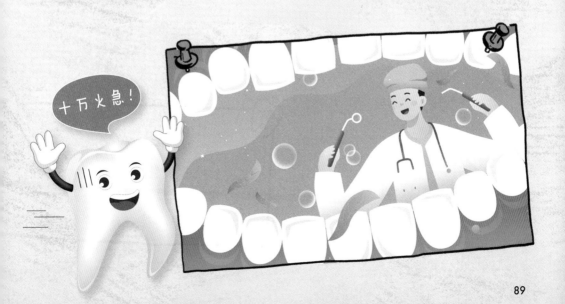

87 儿童打闹，唇系带撕裂了需要缝针吗?

　　儿童急诊最常见的口腔疾病之一就是唇系带撕裂。唇系带是指嘴唇和上门牙中间的一个软组织，成条带状。它帮我们牵拉着上唇，让我们在做唇部肌肉运动的时候，可以不过度地伸上唇。儿童在追跑打闹中，如果摔倒，很容易把上前牙和上唇之间的唇系带撕裂。

　　如果发生唇系带撕裂，要尽快就医。对于唇系带较短的患者发生撕裂且出血也不是特别多，能够自己止血的情况下，唇系带是不一定需要缝针的，可以让伤口保持干净，自然愈合，也就起到了唇系带延长的作用。对于有脏污物、伤口撕裂范围较大、位置较深、不好止血的唇系带伤口，医生可能要选择在局部麻醉的情况下，无痛进行创口清理、外科缝合，以此保证儿童唇系带能够正常愈合，不影响将来的发音和咀嚼。

88 儿童爱打球，需要做运动牙托吗?

　　在 2022 年的冬季奥林匹克运动会的赛场上，大家可以看见非常多的知名冰雪运动员都在使用运动牙托。热爱运动的儿童，如果进行那些有冲撞的运动，如篮球、曲棍球、冰球、拳击或者是要向上向下跳跃的滑雪和滑板等运动当中，建议孩子们使用运动牙托来保护自己的牙齿，防止冲撞、摔伤等意外伤害时牙齿受到损伤。

　　运动牙托通常是根据儿童的牙齿形态紧密定制的。儿童的运动牙托也可以做到造型活泼、可爱，备受儿童喜欢，建议爱好运动的儿童及时去口腔门诊定做儿童运动牙托。

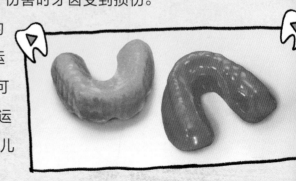

第十四章
看牙的烦恼

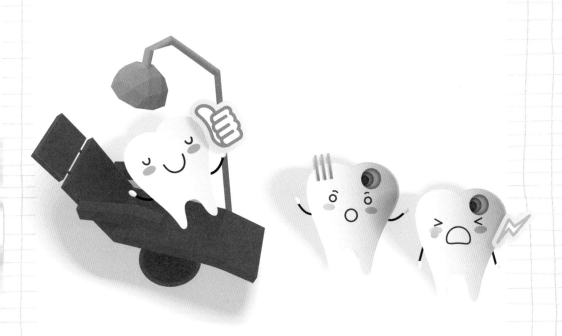

89 为什么需要定期口腔检查? 要找谁检查? 多久检查一次比较好? 都要检查什么?

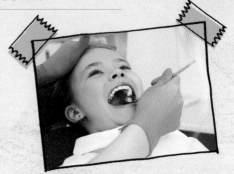

儿童时期，口腔中的变化时时刻刻都在发生。牙齿的生长、脱落、替换，都在 6~12 岁进行，这个阶段口腔的问题特别多，涉及非常专业的医学知识，很多情况下需要医生来判断如何处理。所以，建议儿童在家长的带领下，定期去专业口腔机构找医生进行系统的口腔检查。建议每年做 1~2 次口腔检查：检查儿童口腔发育的情况、换牙的情况、有没有需要治疗的牙齿，定期进行清洁和涂氟，增强口腔的抵抗力；检查儿童刷牙的效果、饮食的习惯是否有利于口腔健康；学习正确的刷牙方法、使用牙线的方法，请医生解答儿童和家长日常关于牙齿的问题和困惑。

90 治疗过的牙齿为什么要定期检查?

口腔是消化道的入口，儿童生长发育离不开营养物质的摄取。儿童吃东西的种类比较多，比较精细，进食也频繁，而由于在学校学业繁忙，进食后通常没有机会及时刷牙，做口腔清洁的频率和效率都不一定能够达标，所以，儿童口腔当中的细菌生长繁殖较快。龋病最快在数周内就可能新发或进展，儿童牙龈牙周病更是在几天或者几周之内就可能发生和进展。儿童治疗过的牙齿，如果日常维护不到位，可能很快又生病了。因此，儿童一定要进行定期的口腔检查，保证自己的口腔健康，让治疗过的牙齿能够一直保持正常使用，无新发疾病。

现代的口腔治疗，对于可能会引起儿童疼痛的诊疗，大多数都是在局部麻醉下进行的。医生会用传统的或者是儿童专用的麻药针，轻柔地在牙齿周围的牙龈上局部注射麻醉药，用非常少的麻药量（可能不到 1mL），就能达到很好的麻醉效果。因此，现在的口腔治疗都是不疼的。

打麻药也是相对安全的。有一些局部麻醉药建议 4 岁以上的儿童使用。对于 4 岁以下的儿童，医生可以使用表面麻醉药物或者是其他可以使用的麻醉药物进行疼痛管理。不同种类的麻醉药都可以起到很好的麻醉效果。麻醉药经过 1~2 个小时就会药效消退，代谢出体外，不再有麻醉的感觉。口腔局部麻醉是安全的，局部麻醉下的口腔治疗也是相对舒适的。

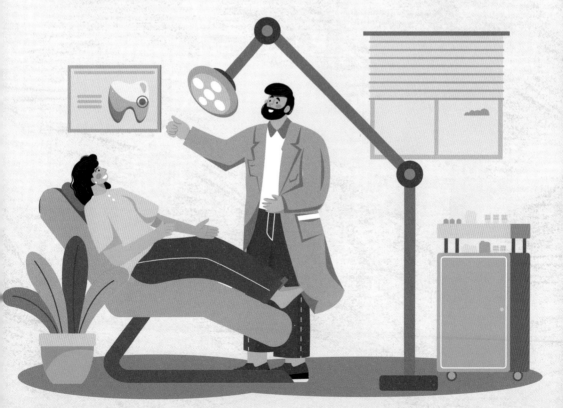

92 看牙为什么要先拍片子? 儿童拍 X 线片安全吗? 儿童可以拍口腔 CBCT 吗?

X 线片是指给儿童的牙齿拍摄放射片, 常见的有小牙片、曲面体层片和口腔 CT 片。这些 X 线片能帮助医生看到口内观察不到的深部的牙齿和骨骼的形态以及病变范围, 对于医生判断病情非常重要。比如, 儿童常见的龋病多

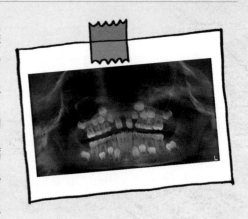

发在牙齿的邻面, 早期是没有疼痛感觉的, 儿童对牙齿疼痛也不如大人敏感, 对牙齿疼痛的耐受能力比较强。因此, 在很多情况下, 在儿童口腔内并没有看出有多大的牙洞, 但其实已经坏到了非常深且大的程度。这时, 医生就需要牙齿的 X 线片辅助进行检查, 来看清楚牙齿龋坏的范围。

口腔 X 线片的辐射剂量要比胸部或身体其他部位的 X 线片小很多, 也是安全的。日常生活中的很多行为, 比如吃香蕉、户外活动、乘坐飞机, 都是要接受一定量的辐射。拍摄一张小牙片的辐射剂量, 大约相当于我们吃几个香蕉, 或者在日光下行走半天所接受的辐射量。拍摄口腔 CBCT(口腔锥形术 CT), 相当于我们坐了几个小时的飞机所接受的辐射, 是安全的。口腔局部 CT 的辐射剂量约为我们拍胸部 CT 的 1/400。因此, 如果在必要的情况下, 一定要先拍 X 线片, 用合适剂量的 X 线片明确诊断。

安全

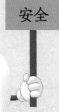

家长陪同儿童口腔检查和治疗
都需要做什么准备? 治疗时需要注意什么?

儿童定期口腔检查时或者发现了口腔问题去就诊时, 家长通常会陪同。每半年一次的口腔常规检查, 可以让儿童适应口腔诊室的环境和条件, 也知道检查要进行什么样的操作, 如果发现了小问题可以得到及时、便捷的治疗。如果儿童发生了口腔的问题或有牙齿疼痛等待解决时, 治疗和检查就相对复杂, 时间要稍长一些。

? **建议家长陪同时一定要注意以下几点:**

第一, 不要提前给孩子传递焦虑情绪。也许很多家长对看牙有恐惧, 或有过不愉快的看牙经历, 但是现代口腔诊疗, 尤其是儿童诊疗基本上是无痛舒适的, 不必跟孩子提前说会疼痛、要坚强等, 把家长的刻板印象传递给孩子。家长可以跟孩子多分享一些积极的治疗效果和经验, 帮助孩子建立对医生的信任。第二, 把孩子交给医生检查的时候, 要充分信任医生的判断和操作。儿童口腔医生会针对孩子的心理特点, 观察孩子现在适合接受什么样的行为引导和什么类型的口腔诊疗。医生判断好后会跟家长进行沟通, 如果家长同意, 可以让孩子在医生的引导下再进行全面的治疗。尽量不要跟医生争取多做一些什么, 或者是提出一些在诊疗上不符合孩子实际接受能力和病情的要求。第三, 在孩子治疗的时候, 家长可以起到安抚的作用, 但不用跟着着急, 不用大声吼叫, 压制或者骂孩子胆小等, 这些都不利于孩子控制情绪, 反而给孩子的看牙经历产生负面影响。

在孩子进入儿童诊室以后, 医生就会起到主要的行为引导作用, 家长要给孩子充分的安全感, 也给医生充分的信任。儿童感觉到医生和家长之间和谐的关系, 压力会缓解很多, 也会随着医生的指引努力配合, 顺利完成治疗。医生会酌情分次对孩子进行治疗, 在孩子能够接受的范围内, 舒适又高效地完成所有的口腔治疗。

杀神经是什么意思？需要治疗几次？

"杀神经"是根管治疗的俗称，通常是指把病变的牙髓牙神经去掉的过程。去掉牙神经只是根管治疗的第一步，后面还需要对根管进行清理、成形和充填，恢复牙齿整体的健康和形态。

牙齿是由外面的硬组织——牙釉质、牙本质、牙骨质和里面的牙髓组织组成的。当牙齿外面的硬组织受到破坏，有很多细菌和感染物质侵犯到了牙齿里面的牙神经时，牙齿就会疼痛和不适。时间长了，感染突破牙体本身，还会扩散到牙槽骨，牙龈会肿包，脸颊软组织也可能会肿胀疼痛。

杀神经在现在是无痛治疗，在局部麻醉的条件下，在牙齿上面打开一个小牙洞，把脏东西都去掉，把里面的神经取出来，对根管进行充分的预备和消毒，再充填回去一些药物，让牙齿的内部处于无病菌的状态并且严密封闭，之后就不再会有牙髓相关的感染、疼痛和不适。如果有牙齿外面根尖周的病变也可以得到控制，局部组织的肿胀也会逐渐消除。

杀神经所指的根管治疗通常有上面说的几个步骤，所以，一颗牙的根管治疗通常要多次才能完成，一般需要 2~4 次就诊，每两次治疗之间间隔 1 周到 3 个月不等。个别复杂的情况还需要增加就诊次数。不排除有的牙齿情况也可能一次完成根管治疗。

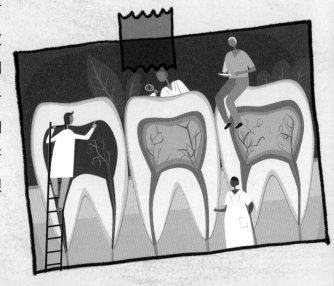

牙神经能再生吗?

牙神经是指牙体硬组织里面的一些神经血管和结缔组织的一些复合体。它包裹在硬的牙组织里面,有可能因为受到外伤或者是龋坏而暴露在口腔细菌环境当中。绝大多数牙神经受到损伤后就没有再生的条件和能力了,但是近年来,一些特殊情况下牙神经再生是一种先进、前沿的治疗方式。

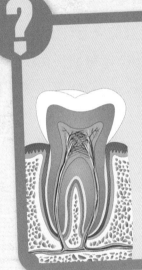

对于新近外伤或者是局部龋坏去腐意外露髓导致的牙神经暴露,可以通过活髓保存的手段保留牙神经。有一些牙神经必须要去掉且具备尝试进行牙神经再生条件的牙齿,如一小部分发育中的恒牙,根管口还未闭合,根尖周的组织还有一定的再生能力,医生会把原来旧的感染的神经去掉,让牙髓腔内具备新的条件,通过刺激使得根尖周的神经组织逐渐生长上来。能够进行这类治疗的牙齿较少,而且是需要经过严格评估的。目前仅有非常少的一部分牙齿适合这种治疗方法。

儿童缺少牙齿可以种牙吗?

儿童是不可以种牙的。目前种植治疗在绝大多数的国家和地区都是适用于成人的治疗。因为儿童的骨骼还处在生长发育时期,骨骼生长发育会发生变化,牙齿的萌出、形态、排列都还没有最终成型,如果在这个时期种牙,会导致某些位置的骨骼发育不良,牙弓中牙齿的间隙难以管理,因此,不建议 18 岁以内的少年儿童开展种植牙的治疗。儿童缺失的牙齿可以用活动假牙或者是其他的方式临时修复一下,待到生长发育完成时,如果需要再去完成种植牙的修复。

儿童可以做牙冠吗？

　　做牙冠是保护牙齿、恢复牙齿形态的一种治疗手段。无论是因为龋坏，还是因为进行过根管治疗，对于儿童牙体缺损较大的情况，都建议能够及时用牙冠进行修复。

　　对于比较小的孩子来说，尤其是乳牙，可以采用预成牙冠进行修复。对于稍微大一些的孩子，尤其是有恒牙龋坏或者根管治疗后的牙齿，建议在骨骼发育基本完成后，即 18 岁以后，或者根据正畸的需要，按医嘱去做牙冠修复。所以儿童是可以做牙冠的。良好的牙冠可以恢复牙齿形态，延长牙齿的使用寿命，使牙齿在口腔当中存留更加长久。

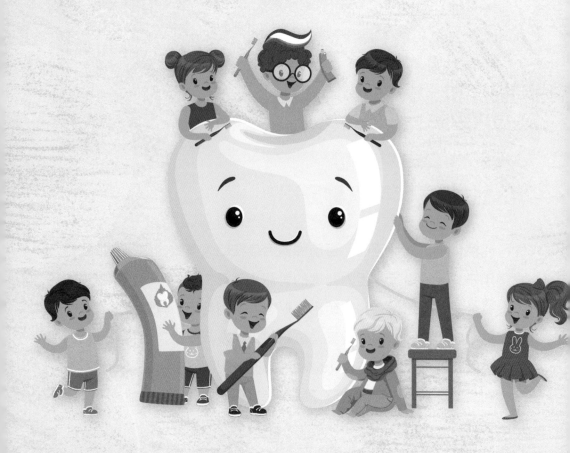

拍片子发现有颌骨囊肿需要治疗吗?

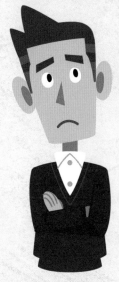

颌骨囊肿在儿童青少年中也有一定的发病率。如果家长在帮助儿童刷牙时,发现颌骨有一些不对称或者是肿胀,或者因为各种原因拍片子发现了有颌骨囊肿,建议尽快去口腔颌面外科进行检查和判断,明确病因和病变的性质,了解可能的治疗和手术方案。颌骨囊肿大多数是需要在专科医院住院或在颌面外科门诊完成囊肿刮治的手术。无论是何种原因,只要发现了有颌骨囊肿,都要尽快进行治疗,以免延误病情,影响儿童生长发育。

儿童耳朵前面的关节张口有弹响和疼痛怎么办?

耳朵前面的位置是颞下颌关节所在,近年来,颞下颌关节紊乱也在儿童青少年中常见。有很多孩子因为学习压力大,或是长期存在咬合异常,颞下颌关节会发生病理性变化,出现关节张口有弹响声,如"咔嚓"声,张口困难,或者是张开嘴时关节会比较疼痛等情况。

如果出现了这样的问题,要及时去口腔颌面外科的颞下颌关节科进行评估和诊治。医生可以通过口腔检查和必要的拍片检查等方式,判断孩子关节病损的程度、位置和大致的病因,给出相应的治疗和预防建议。如果是急性的关节发病、疼痛或不能张口,可以先用热毛巾进行局部热敷,或者服用止疼药控制紧急的局部症状,然后尽快就医。关节的骨骼、软骨等组织磨坏后是难以再生的,如果有关节症状,一定要早发现、早就诊、早预防、早治疗。

100 医生建议儿童全麻治疗，全麻治疗安全吗？

我国最近的全国流行病学调查显示，5岁儿童患龋率高达71%，约有1/7的儿童口内有10颗以上的坏牙。有很多儿童因为多牙龋坏或感染，且儿童的认知和配合能力还不足以完成

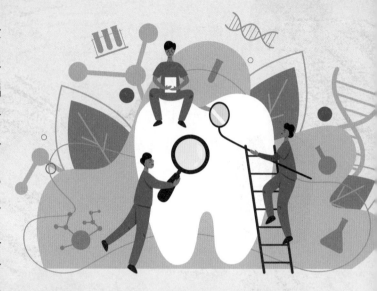

全部口腔诊疗，或者是有些儿童多次就诊往返医院非常困难，医生在评估儿童行为配合能力的基础上，会建议家长一次性给孩子在全麻下诊治完所有坏牙。

?

全麻治疗目前是安全的。每天在医院里会进行多例的儿童全麻治疗，不光是口腔治疗，还有其他需要手术的治疗，大多数都要在全麻下进行。多年来，并没有病例显示全麻治疗会对儿童有害。全麻治疗不会影响儿童的智力，也不会影响儿童的全身健康。

当然，全麻治疗前是需要进行麻醉评估的，儿童的身体状况允许，才会进行全麻治疗的操作。如果儿童有心脏异常或者呼吸道感染等，医生会选择先解决全身的基础问题后，再择期进行全麻口腔治疗手术。因此，全麻手术是安全的，需要进行专业的术前评估，保障儿童能够在麻醉的条件下，一次性完成口腔的全部治疗。

52检